U0397744

Philosopher's Stone Series

立足当代科学前沿

彰显当代科技名家

绍介当代科学思潮

激扬科技创新精神

策　划

哲人石科学人文出版中心

当代科普名著系列

L'Abominable Secret du Cancer

人人都有癌细胞
来自进化和生态学的启示

[法]弗雷德里克·托马 著

王　隽　译

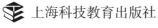
上海科技教育出版社

对本书的评价

◇

癌症是当今生命科学中的热门话题，"早期发现、准确识别、彻底杀灭"的抗癌方针虽然让部分癌症患者摆脱了癌症的威胁，但遗憾的是，人类"战胜癌症"仍是遥遥无期。严峻的现实提醒人们思考：我们对癌症的认识是否有误？

法国进化生物学家弗雷德里克·托马认为，癌症是细胞"背叛"的结果，它的出现是生命进化必须付出的代价，不可避免。本书从进化科学的视角来解释癌症，让人们重新审视对癌症应有的认识，写法上采用了拟人化的手法，生动有趣。

——杨秉辉，

复旦大学上海医学院内科学教授

◇

弗雷德里克·托马博士是进化生物学领域，特别是宿主与寄生虫相互作用等专业领域的资深研究专家。过去十余年，他一直致力于进化和癌症相关研究，为癌细胞起源及增殖转移提供了很多新颖的研发新视角和真知灼见。

在本书中，托马博士提到100余次免疫，给人体免疫系统如何清除、控制癌细胞的不可控增殖及转移带来很多深入思考，对人类提高自身免疫力、预防肿瘤发生发展及肿瘤患者如何带瘤生存都很有启迪。在当前快速发展的抗肿瘤免疫疗法新时代，本书可谓开卷有益。

——李斌，

上海交通大学特聘教授，上海市免疫学研究所科研副所长

◇

提到进化生物学和生态学，我们首先想到的通常是物种起源、生物多样性保护这样宏观尺度下的生物学概念，而不会立刻意识到这些宏观概念同样适用于我们体内的

微观世界。其实,癌症的发生和进展是一个典型的微观水平的生态系统进化过程。在肿瘤细胞的变异、增殖和扩散过程中,涉及肿瘤细胞与正常细胞之间对有限营养资源的动态竞争,涉及肿瘤细胞对抗癌治疗中所引入的物理化学胁迫的适应性进化,涉及肿瘤细胞对我们自身免疫系统的欺骗和逃逸,涉及肿瘤细胞对新的组织和营养环境的占领和扩张,凡此种种,构成了一场没有硝烟却关乎生死的细胞之战。

在这本书中,作者以专业和生动的文字给我们呈现了一个看待和认识癌症的全新视角。这是一本科学性扎实、可读性强的优秀科普作品。强烈推荐!

——岳家兴,

中山大学肿瘤防治中心教授

◇

本书的一大独创在于,它从一个纯粹的生物学视角而非医学视角对癌症进行科普。癌症科学并不是局限于借助人工智能研发各种筛查技术和治疗手段,而是更广泛地立足于进化生物学之上。后者正是法国国家科学研究中心高级研究员弗雷德里克·托马的专长。

——马埃尔·勒穆瓦纳(Maël Lemoine),

法国波尔多大学医学哲学教授

◇

感谢弗雷德里克·托马给我们带来的许多观点。这些观点可以引领我们如勇攀珠穆朗玛峰一般,去理解和应对癌症。

——贝尔纳·迪盖(Bernard Dugué),

法国科普作家,药学与哲学博士

◇

癌症是一种世纪顽疾吗? 生物学家弗雷德里克·托马给出了否定回答。在他看来,癌症出现的时间比人类诞生还要早,是进化的结果。从进化的角度审视癌症,或许有一天,我们可以期待战胜癌症,或者说学会与其共存。

——*Science & Vie*

内容提要

人类对癌症似乎并不陌生。我们一厢情愿地认为，医学界已经从各个角度对其进行了审视。然而，令人难以置信的是，我们并不了解身体内的这只"螃蟹"。

事实上，癌症并不只是一种疾病，它是进化的必然产物。作为一种生物学现象，癌症已经存在了超过5亿年，伴随了包括人类在内许多物种的进化历程。在自然选择的作用下，单细胞生物组成一个个"克隆社会"，形成复杂的多细胞结构；部分细胞放弃生殖，分化出多种功能，从而为机体的整体运转服务，但这同时引发了细胞的个体利益与机体的整体利益之间的冲突。当人体天然的抗癌屏障难以平息冲突时，非生殖细胞变得自私自利，开始大量增殖，癌症就会出现。因此，癌症是细胞背叛的结果，它的出现不可避免，是生命进化必须付出的代价。癌症一旦出现，它遵循支配所有生命系统的规则，有着无异于其他生物的进化逻辑。

既然癌症是进化的必然产物，人类是否应该放弃"战胜癌症"的逻辑，试着与体内的癌细胞共存，甚至引导癌症的发展，将其对生存质量的影响降到最低？得益于进化科学的新视角，我们得以重新理解癌症；得益于150年前的达尔文进化论，如今的进化生物学家开启了一项新的挑战：让癌症归顺于我们，实现与癌症共存。

　　本书是第11届法国高等教育与研究部"科学品味奖"（Prix Le goût des sciences）获奖图书。

作者简介

弗雷德里克·托马(Frédéric Thomas),法国进化生物学家,法国国家科学研究中心(CNRS)传染病与媒介、生态、遗传、进化与控制(MIVEGEC)实验室高级研究员,癌症进化与生态学研究中心(CREEC)共同执行主任。2012年,他摘得CNRS银奖。

CONTENTS 目录

目 录

序 言

"我们是不是遗漏了一个关键维度,即癌症的真实性质?"本书的开头这样写道。这是一部不容错过的作品。作者弗雷德里克·托马提出了一种关于癌症的新观点,一种带有进化论色彩的、革命性的观点。

托马是一位当代探险家,和达尔文(Charles Darwin)、印第安纳·琼斯(Indiana Jones)*有许多相似之处。他从进化生物学中汲取与癌症成因有关的新理论,并用澳大利亚偏远地区和海洋深处的观察结果加以支撑。为了这些发现,他常常亲力亲为。

作者为我们带来了一场非凡的时空之旅。故事开始于很久很久以前,我们的敌人癌症,大约出现于10亿年前。这场旅行——称为探险更加合适——既是大量研究成果的展演,也是与许多神奇动物的一次次相遇:罹患癌症的侏罗纪恐龙,袋獾及其相关的传染性癌症,丑陋但具有抗癌能力的裸鼹鼠,寿命长达400岁的格陵兰睡鲨;雪豹因近亲繁殖而出现患癌率升高,巴西彩龟所面临的癌症大流行源于环境风险。

托马带给我们的,除了他的观察结果和这场愉快的旅行外,还有对人类进化及其所处环境的深刻思考。他为理解"癌症的恼人之谜"提供了重要思路,由此开辟了新的治疗方向。

本书很好地回应了癌症患者的咨询和疑问。这一点我可以作证。作为一名临床医生,我发现癌症患者常常提出以下2个问题:癌症从哪里来?

---

*《夺宝奇兵》(Indiana Jones)系列的主人公。——译者

人类的抗癌能力如何？

从决定论层面看，本书阐明了许多灰色地带，解开了癌症的一些"恼人之谜"。根据书中提出的达尔文进化模型，癌症或许是生物取向的结果，源于生物追求生殖最大化和抵御癌症之间的平衡。本书用简单易懂的语言探讨最新的概念，比如环境、免疫、遗传不稳定性，以及肿瘤微环境的"两头下注"策略等带来的影响，既有科学的严谨，又不失轻松、坦率、幽默。对此类作品而言，这是非常了不起的。

从治疗层面看，读者能从书中获知一些新的治疗方法，特别是一种革命性的治疗手段。它虽然并非最佳，但是更能被患者接受，最终的效果更好。

针对人们在对抗癌症时常常面临的决定论和治疗层面的问题，托马博士的理论为患者带来了全新的视角，宣布致癌元凶"无罪"，而且在治疗层面大有可为。

许多固有观念被打破，大量抗癌食谱涌现，人们的恐惧心理被众多在科学上颇具争议的理论利用，在此之后，我们终于见到了靠谱的新成果。

托马的探索热忱为解决生物学、进化和生命重要谜团之一的癌症，带来了全新的观点，使人类在破解其"恼人之谜"的漫漫征途上又前进了一步。

帕斯卡尔·皮若尔（Pascal Pujol）
法国蒙彼利埃大学医学院肿瘤遗传学部主任

◇ 第一章

来自远古的敌人

我们是不是遗漏了一个关键维度，即癌症的真实性质？毕竟，癌症是人类最古老的敌人之一。在古希腊时期，医学之父希波克拉底（Hippocrates）将其称为"karkinos"，意为"螃蟹"。人们一厢情愿地认为，作为医学的研究对象，这种恶疾已经得到了全方位的审视。然而，令人难以置信的是，事实并非如此。

"谷歌学术"是谷歌推出的专门用于查找科学文献的服务。当我们用"cancer"一词进行检索时，可以找到近500万篇文章！这些研究既有针对预防措施、早期检测、局限性癌或转移癌的治疗方法的，也有预防性疫苗及致病因素（肝炎、人乳头瘤病毒等）识别的。正是这些致病因素使健康细胞产生癌变。对我们这些科研人员来说，癌症是一个极其庞大且复杂的领域。

好在我所从事的进化生物学研究带来了一些全新的、关键性的认知。许多研究方向才刚刚起步。癌症很可怕，它远不只是一种影响人类和动物的疾病。这一生物过程影响了整个生物世界。它甚至有助于理解包括人类在内的多细胞生物的起源与分化。要了解生物体与癌症之间错综复杂的联系，我们必须回到这种关系诞生之初，也就是多细胞生物出现之时，即前寒武纪时期。这是地球经历的第一个地质时期，自45亿年前地球诞生起到5.4亿年前止。正是在这个遥远的时期,"敌人"出现了。

作为一种生态过程,癌症同样遵循支配其他生态系统的规则。因此,我们应当在进化生物学的启发下,重新思考人类与癌症之间的关系。得益于达尔文于1859年提出的理论,我们能够更好地认识这只"螃蟹",并寄希望于有朝一日可以战胜癌症。1879年,达尔文在写给好友胡克(Joseph Hooker)的信中提到了开花植物(又称被子植物)诞生及快速传播的"恼人之谜"(abominable mystery)。癌症在漫长发展过程中发生的进化同样令人感到烦恼。

我将在本书中讲述癌症的"恼人之谜",并用我和同事的最新研究成果加以支撑。

作为一名进化生物学家,我为何会对癌症产生兴趣?事实上,它早就猝不及防地闯入了我的生活。在我16岁的时候,母亲罹患乳腺癌。当时,她陪一位焦虑的朋友去看医生,自己也打算做一次胸部摄片检查。结果,她的朋友身体健康,她自己却被发现在体内有一个直径为6毫米的肿瘤。母亲患病的消息对我们一家来说是一个巨大的打击,特别是母亲的初步诊断结果并不乐观。肿瘤科医生坚持认为母亲需要尽快动手术。年少的我突然意识到,生活可能随时陷入一种结果未知的变化之中。母亲会痊愈,会因癌症去世,还是会一直活在悬于头顶的达摩克利斯之剑*的威胁之下?结果,第三种和第二种情况先后成为现实。母亲的病持续了25年。她接受了当时的一切治疗手段,比如手术切除、放射疗法、激素疗法、化学疗法等,与之伴随的是癌症的复发,以及各种好的、坏的、灾难性的消息。最终,那只"螃蟹"躲过了所有攻击,开始扩散,最后占据上风。我承认,在很长一段时间里,我坚信母亲不会死于癌症:只要定期接受医疗随访,就一定能够尽早发现每一个新发或者复发的癌症。因此,从理论上说,癌症

---

* 达摩克利斯之剑,希腊典故,比喻时刻存在的危险。——译者

不难治愈。就在母亲去世前几个月，当我得知她的病情已经不受控制的时候，那种震惊和悲伤交织的心情至今记忆犹新。从那时起，摆在我面前的唯一问题便是她还剩多少时间，能以怎样的状态活着？我的母亲还有多少时间可以单纯感受活着的那份美好？

在得知母亲患癌后的数年里，我并没有意识到自己与癌症研究直接相关。正如当时人们介绍的那样，癌症研究属于医学范畴。然而，我自小却对生物学非常痴迷。好奇心将我引向生态学和动物行为学，进而走向进化生物学，研究自地球生命诞生以来，物种通过自然选择实现进化的方式。我无法解释这种痴迷从何而来，它的存在仿佛理所当然，就像大家常说的，它"刻在我的基因里"。那时，我丝毫没有意识到可以用这些方法来研究癌症，也没想过有一天我会坐在陷入昏迷、奄奄一息的母亲身边，撰写我第一篇进化生物学视角下关于癌症的论文。该论文发表于《感染、遗传学和进化》(Infections, Genetics and Evolution)杂志。我非常感激杂志主编蒂鲍伊伦茨(Michel Tibayrenc)博士接收了我的文章。对我而言，这是缓解无助感的一剂良药，更加坚定了我用自己的专业为癌症研究助力的想法。

癌症是最难治愈的疾病之一，也是心理上最难承受的疾病之一，这是因为它类似一种内部叛变。与细菌、病毒等来自体外的入侵者不同，这只坏"螃蟹"来自人体内部，是由于我们自身的细胞出了问题。但癌症又是一个"外来户"。进化科学正好可以解释为何癌症既是"自我"又是"非我"。

直觉早就告诉我，这只"螃蟹"是一个有生命的实体。它绝不是一个简单的"管道"问题。我们面对的并非一条只需要疏通即可修复的堵塞动脉。

癌细胞的增殖方式与单细胞生物的增殖方式相同。但是，它听命于谁，为何会乖乖听话？毕竟，癌细胞是我们自己的细胞，而它的增殖却能杀死我们。因此，我们自然会产生这样的疑问，究竟是谁掌控了这个极其特殊的过程。该疾病另一个令我不安的地方便是它邪恶的特性,特别是它能令治疗突然失效。我们从来没有见过一条被疏通的动脉为了尽快再次被堵而努力地绕过治疗。只有发生变化和进化的生命体才能做到这一点。将癌症视为有生命的实体不只是一个语义层面的问题,它意味着支配地球上其他生物行为和进化的规则同样适用于癌症。因此,进化生物学的视角必不可少。遗憾的是,在我的大学时代,还没有融合医学、健康和进化的课程:如今,它在法国才刚刚起步*。出于对动物世界的痴迷,我开始涉足其他研究方向,特别是寄生虫学。该学科研究寄生虫利用其他生物的方式,以及宿主忍受、应对寄生带来的限制并与之共同进化的过程。因此,我有幸在法国国家科学研究中心(CNRS)**高级研究员雷诺(François Renaud)和第戎大学教授赛齐伊(Frank Cézilly)的指导下完成了一篇论文。这两位兼具热情和魅力的科学家分别是寄生虫进化和动物行为学领域的专家。在新西兰奥塔哥大学普兰(Robert Poulin)教授门下,我完成了寄生生态学和寄生虫进化的博士后研究。3位导师为塑造我的科学观提供了很大的帮助。虽然当时我还没有意识到这一点,但相关知识和随后开展的研究确实让癌症走入我的研究视线。

尽管这听起来令人震惊,但癌细胞在许多方面确实与寄生虫有相似之处,它们都将人体当作"大酒店"。当时,我对能够操控其他生物行为的寄生虫展开了研究。几年后,该研究开始为人所知。此时,我注意到盖滕比(Robert Gatenby)教授的研究成果。他从进化视角研究癌症,并作为报告人受邀参加在美国旧金山举办的"进化与癌症"主题会议。在得知这一消息后,我决定去见一见他。经过多番接触和交流,我开始叫他鲍勃(Bob)。这是一位杰出的科学家。同时身为肿瘤学家、进化生物学家和数

---

* 见 https://bem-univ.fr/及课程介绍视频:https://bem-univ.fr/diplome/video-de-presentation-du-diplome-474.html。

** 后文简称法科研中心。——译者

学家的他非常聪明,更重要的是,他待人亲切,极其谦和。鲍勃是美国佛罗里达州莫非特癌症中心(Moffitt Cancer Center)放射学系的主任。该中心背靠医院,专门从进化生物学视角研究癌症。在大楼入口,墙上硕大的字体写着"勇气比癌症更加强大"(Courage is stronger than cancer)。然而鲍勃说他不喜欢这句话,他还强调父亲之所以死于癌症并不是缺乏勇气,而是因为治疗失败。我的母亲也是如此。像我们这样经历亲属患癌去世且有相同感受的人可能多达数百万。另一位对我非常重要的科学家是梅利(Carlo Maley)教授。目前,他在美国亚利桑那州立大学工作。他的研究融合了进化和癌症学,坚定了我作为一名进化生物学家也可以参与癌症研究的信心。

你应该已经意识到,对癌症的认知远远超出了医学范畴。它甚至成为一个纯粹的进化生物学问题。正如生物学家杜布赞斯基(Theodosius Dobzhansky)1973年所说,"如果不从进化角度思考,生物学的一切将毫无意义"。癌症也不例外。这个有生命的实体一旦形成,便会在人体内进化。它所遵守的规则及面临的限制,如对资源的需求、竞争、捕食、迁移等,无异于生态系统中的其他生物。癌症是体细胞的进化,也就是说,它涉及的是体细胞,即人体的非生殖细胞。它们会在一生中进化,其中部分细胞可能引发癌症。当谈及进化时,我们通常想到的是通过生殖细胞实现的代际进化,而不是身体内细胞在存续期间发生的进化。然而,这种体细胞的进化是真实存在的,并不稀奇。试想一下,你向一座岛屿引入一种鸟类,并有机会在500万年后回到这座岛上。到时,你不会因为鸟的进化而感到惊讶。它们将分化成多个品种,这些品种被称为子代种。如果你不是在500万年而是50万年后就回到了岛上,那么这种进化可能没那么强烈,但仍可以被察觉。如果只能等500年,你还是会发现某些基因的变异体的出现频率有所变化。因此,我们可以认为,人类是一座生机勃勃的岛屿,细胞是这座岛上的居民。对它们而言,用80年的时间完成一次进化绰绰有余。人类从胚胎期到80岁，许多方面都发生了变化。鉴于此，进化的可能性大大增加。对你来说，这可能有些陌生，但之后你会发现，癌细胞在这方面与洞穴鱼有相似之处。

我非常有幸能够在法科研中心工作。这里赋予研究员极大的自主性。于是，在2011年，我创办了癌症进化与生态学研究中心（CREEC）*。另一件幸运的事情是，一位杰出的科学家在中心成立之初就加入了我们。他就是同样身为进化生物学家，同时也是疾病建模专家的罗什（Benjamin Roche）。如今，他已成为法国发展研究所（IRD）的高级研究员。我们共同管理CREEC这间中心。和我一样，罗什也想通过其他科学手段来研究癌症。而且，他的一位亲人也因癌症去世。

同样在2011年，我在另一个于旧金山举办的会议上结识了澳大利亚迪肯大学的研究员乌伊瓦里（Beata Ujvari）。我们志趣相投。于是，从那时起，我们最多隔3天就要用电子邮件或视频电话交流一次研究成果。为了方便合作，我们共同创办了国际联合实验室（LIA）。虽然存在地域阻隔，但无论在行政层面还是科研层面，这间实验室都将我们联系在一起。此外，蒙彼利埃癌症学研究所（IRCM）的两名杰出研究员勒康（Laurent Le Cam）和贝尔内（Florence Bernex），以及我们接下来还会再次提到的盖滕比、皮若尔、阿利克斯-帕纳比埃（Catherine Alix-Panabières）也正加入这间"没有围墙"但非常活跃的实验室。我们的其中一个研究涉及一种攻击袋獾的惊人癌症。这种癌症具有传染性，我会在后面的章节中进一步说明。

在很长一段时间里，癌症学与进化生物学的共同发展不为人知。然而自20世纪70年代起，一些重要的出版物已将癌症视为进化生物学领域的问题。但彼时，人们还没有做好思想准备，而且这些研究几乎没能引起人们的注意。直到最近十几年，学界才意识到，进化生物学有助于增进我们对癌症及其起源，以及肿瘤生长方式的理解，进而探究癌症失控并夺走

* https://www.creec.fr/fr/。

性命的原因。

如果说进化生物学对洞悉癌症的深层机制非常重要,这就意味着我们需要将其融入医学研究之中。但是,进化生物学家手中并没有成套的解决方案。我们只是从另一个角度看待肿瘤学家面临的问题,从而获得不同的发现。因此,两个领域的科学家必须通过合作以求更好地预防癌症,提高治疗效果,最终令这只"螃蟹"不再对人类造成伤害。

接下来,我们将讲述一段全新的科学冒险。你会进入一名科研人员的大脑,与他共同面对1001个问题,感受他想要破解癌症奥秘的执念,以及找到突破口以期改变一切的决心。

◇ 第二章

人人都有癌症

癌症并不是一种疾病,而是一系列疾病。它的特征是人体部分细胞的无序增殖。可以说,这些细胞变成了我们体内的"流氓"。造成这一转变的是细胞内的"遗传事故",它们使DNA发生了变化,绕过了为避免发生此类情况而在进化过程中专门设置的防护屏障!这些细胞不再维持机体正常运转,反而变成机体的"寄生虫",对人体健康产生危害。随着时间的推移,肿瘤细胞往往会形成器质性的肿瘤。肿瘤并非简单的细胞集合,而是结构严密、具有一定功能的整体,与器官类似。它能够操控周围的健康细胞,依靠专门提供养料的血管实现补给。不仅如此,癌细胞还会通过这类血管迁移并形成继发性病灶,也就是转移(古希腊语写作 metastasis)。除非肿瘤位于大脑这样的关键器官,否则在大约90%的情况下,夺走患者性命的是转移,而不是原发性肿瘤。因此,癌症首先是细胞不恰当、不受控的增殖和迁移所引发的疾病。

并非所有异常增殖的细胞团块都对机体有害。大部分痣属于局限性的良性增生。同样,结肠息肉往往是所谓的癌前病变,它们既没有破坏性也没有侵袭性,哪怕随着时间的推移,情况有时会发生改变。至于恶性增生,它们才是潜在的杀手:它们会发生转移,并产生能扩散、入侵和占领其他组织的细胞,进而导致转移癌。不可否认,这种最危险的体细胞进化会突然出现在我们的生命中。

如果按照组织的类型进行分类,我们可以将癌症分成三大类:恶性上皮细胞肿瘤(又称上皮癌,carcinoma)、肉瘤(sarcoma)、白血病。90%的肿瘤都是源自上皮组织的癌。上皮细胞构成的组织既有内部的,如器官内壁的膜,也有外部的,如表皮。肉瘤占所有肿瘤的2%,它们生长于结缔组织(connective tissue),即长在骨骼、脂肪、肌肉等支撑物上。最后是白血病,它能使血液中出现大量异常细胞或淋巴瘤,被称为液体肿瘤,在所有肿瘤中的占比为8%,生长于血液组织或淋巴组织。

癌症是一个连续体

在发达国家,40%的人罹患癌症。虽然儿童和年轻人并不能幸免,但90%的癌症包括肺癌、乳腺癌、结肠癌、前列腺癌在内,是在50岁以后出现的。动物也会罹患癌症。事实上,从水螅到鲸,科学家在几乎所有的多细胞生物体内都发现了癌症,甚至连侏罗纪恐龙等一些已经消失的多细胞物种也不例外。不仅如此,癌症也存在于植物体内。不过植物的癌症与动物的大不相同,前者不具备侵袭性,因此不会致命,而且常常由传染性病原体(病毒、细菌、真菌等)引发。

从突变、癌前病变到癌症的侵袭和转移,肿瘤形成的过程应当被看作一个连续体,而不是"罹患癌症和未罹患癌症"的二元对立。我们可以用冰山来形象地表示整个过程:转移了的侵袭性癌是冰山的顶端部分,接下来是侵袭性癌,以上两类癌症都在海面以上;海面以下先是非侵袭性癌,最后是占比最大的突变。虽然扩散了的癌症因其致命性而令人感到焦虑,但是它们只是"冰山一角"。

因此,每个人体内都潜伏着癌症,只不过严重程度不同,而且年龄越大,癌症的数量越多! 不断有研究发现,癌症现象日益普遍。这些研究主要基于交通事故死者或因癌症以外疾病过世之人的尸检报告。结果发现，在40多岁的男性中，前列腺存在微肿瘤的有34%，但这些肿瘤并不一定都是致命的前列腺癌；在二三十岁的男性中，这一比例已有9%。研究还指出，在40多岁的女性中，39%的人不同程度地患有乳腺癌。类似情况也出现在甲状腺、肺、胰腺等器官中。甚至，由于甲状腺病变很常见，人们对此已习以为常。可以说，每个成年人体内都有数千个癌前增生。随着时间的推移，它们可能会突变为侵袭性癌，也可能不会。不过时间越久，突变的可能性越高。正如生物学家斯特恩斯（Steve Stearns）强调的那样，只要活得够久，我们每个人都极有可能死于某种癌症！

是否有必要对所有癌症进行检测

随着技术的不断进步，不久之后，哪怕只包含几个癌细胞的细胞簇都可被检测出。因此，真正的问题不再是查明体内是否存在癌细胞，而是预测哪些癌细胞将进化为提前夺去生命的侵袭性癌细胞，从而以某种方式找出它们的标志物，并采取相应的治疗措施。科学家开始意识到，对肿瘤形成进行全面的早期筛查并不明智。至少，它存在许多弊端。美国达特茅斯学院卫生政策与临床实践研究所的科研人员在发表的一项研究中，对比了4种癌症（乳腺癌、前列腺癌、黑色素瘤、甲状腺癌）在富裕县和贫困县的诊断率。不出所料，富裕县的诊断率高出许多；然而，综合死亡率却基本持平。只要去找，总是能找到……

这种过度诊断不仅费用高昂，而且往往徒劳无功：如果一种致命的肿瘤在180岁的时候才会夺走人的性命，而这显然远远超过预期寿命，那切除它的意义何在？更何况知道肿瘤的存在还会给人带来压力。假如一个人被告知自己体内有一种肿瘤，他很可能变得焦虑，出现失眠，甚至丧失活着的乐趣。正因如此，在告知患者这一消息的同时应当做好解释，使患者正确地看待发现一种在多数情况下并不严重且(或)能够轻松治愈的肿瘤这件事。调查表明,人们已经接受了癌症迟早将成为生活的一部分且其并不一定致命的观点。

我和几位同行把这个从癌前病变细胞到转移癌的连续体称为癌细胞群(oncobiota)。由于每个人体内都存在致癌过程,至少是癌前病变,所以我们每个人的身体里都有一个癌细胞群。问题的关键是监督、控制和预测癌细胞群的进化,而不是试图根除它。我们将在后面讲到,癌细胞群已经成为正常的生物过程。

◇ 第三章

探寻人类起源的一扇窗

癌症正在成为全球第一大致死原因,每年有800多万人死于癌症,新发病例数超过1500万。但是,它也是我们探寻人类起源和多细胞生物起源的一扇窗。地球上的生命出现于35亿年前,一开始都是单细胞生物,即只有一个细胞,之后才成为你我这样由多个细胞构成的复杂多细胞生物。在最初的二三十亿年间,地球上的生命一直都是单细胞生物。即使在今天,许多生物仍然仅有一个细胞。当生存能最大限度地提高生殖成功率时,按照定义,受自然选择偏爱的个体拥有使生殖和生存最大化的性状。早期的单细胞生物遵循了这一规则。能够繁殖更多后代的个体得到了自然选择的助力。它们在适当的时候进行分裂,从而产生更多的子细胞。

多细胞生物出现于前寒武纪时期,距今超过15亿年。那时的世界与现在完全不同,甚至截然相反:地球上火山活动持续不断,栖息地处于酸性、缺氧的状态。到了这一地质时期的末期,特别是距今6.35亿至5.42亿年的震旦纪,出现了生命史上的一个重要转折。正是在这一时期诞生了最早的复杂多细胞生物,如多孔动物门和刺胞动物门。刺胞动物是一类水生动物,珊瑚和水母也属于这一门。从整个震旦纪和随后的寒武纪到现在,多细胞动物的形式变得极其多样,这正是细胞合作的产物;而癌症只不过是必然产生的一种作弊系统,它们形成、进化并从多细胞生物的集体结构中获益。

　　既然多细胞性会带来癌症风险,它为何还会受到进化的青睐?进化生物学家认为,从达尔文进化论,也就是从遗传信息传递的角度看,多细胞性利大于弊。简单地说,即便多细胞性伴随着癌症风险,它的好处仍多于需要付出的代价。自然选择只考虑最终的结果,即生殖最大化。

　　一个多细胞生物就是一个克隆社会。为什么一个细胞从独处走向群居更具优势,进而能获得自然选择的支持?这是因为群居中的细胞各具特长,能够为整个"克隆社会"带来许多好处。打个比方,一名单打独斗的研究人员需要独自完成所有任务:提出概念和假设,做实验,处理行政事务,写论文,开展教学,参加会议,等等。显然他分身乏术,无法使每件事都尽善尽美,所以这样的研究人员在现实世界中走不长远。假设是一个集体,有技术人员、工程师、秘书、学生等人围绕在研究人员身边。通过任务分配,这个研究团队有可能取得重大进展。最终,竞争将在这些具有一定组织结构的团队之间展开。一个独自行医的全科医生与一家拥有许多专科医生的医院之间的区别也是一样的道理。

　　单细胞性向多细胞性的转变遵循了这一逻辑:与单个细胞相比,遗传组成相同的细胞展开合作,能够获得更多的优势。比如,不易受到捕食者和环境变化的影响,有机会开拓新的生态位(新的空间和资源),从而获得更长的寿命和更强的扩散能力,以及通过任务分配表现出更高的运行效率等。事实上,虽然多细胞生物的细胞在遗传上是一样的,但它们通过激活DNA的不同部分,形成自己的特长并进行分化。在人体内,基于相同的DNA,可以获得近300种不同的细胞,维持约80个器官的运转。此外,就像不同团队之间迟早会形成竞争一样,多细胞生物最终也会展开竞争。就自然选择而言,选择的基本单位不再是细胞本身,而是生物这一整体。那些能更出色地将遗传信息传递给子代的个体将受到自然选择的偏爱。

　　这一进化逻辑一经运行,自然选择就推动多细胞生物在优化自身生存和生殖方面做出适应,提高它们争夺资源、躲避捕食者或防御各类寄生虫的能力。寄生虫会试图窃取集体的成果。生物世界存在大量的适应,它们往往是颠覆性的。尤其是许多昆虫,它们的嗅觉异常发达,雄虫甚至可以发现千米以外的性伴侣。还有像竹节虫这样的昆虫,能完全融入环境,令食虫动物几乎无法察觉自己的存在。有时具备拟态能力的是捕食者,如秋麒麟蟹蛛。自然选择也会支持寄生虫,使其擅长利用其他生物。

免疫系统对异物的应答无疑是最具代表性的适应,其目的是保护多细胞组织抵抗这些非法"牟利者"。免疫系统好似人体内的警察局,由识别者和防御者构成,能够起到区分"自我"和"非我"的作用。对于那些被认定可能会利用机体或杀死机体的"非我",如病毒、致病菌、寄生虫、某些有毒分子,免疫系统就会将其摧毁。动物界存在多种免疫系统,虽然它们的精细程度不一,但理念是相同的:保护多细胞生物抵抗克隆社会的非法牟利者。

诚然,克隆社会效率很高,但是它会面临敌人来自机体内部所导致的风险:构成系统的一个或多个细胞不再履行自己在集体中的职能,变得自私自利并开始利用所处的"大酒店"掀起某种形式的骚乱。因此,一些生物学家,如瑞典儿童癌症专家吉赛尔森(David Gisselsson)教授,建议从镇压起义的策略中汲取灵感,制订抗癌治疗方案。生物学家科洛塔(Francesco Colotta)则认为,这是从多细胞生物社会性与协作性的逻辑退化为单细胞生物无序、自私、陈旧的逻辑的表现。

多细胞生物可能由数十亿个克隆构成。人体的30万亿个细胞源自同一个细胞,这真是奇迹!自然选择选中这一系统,目的是让这些细胞能为同一个目标而工作:传播它们共有的遗传信息。正是因为这一选择,人体的绝大部分细胞放弃了祖先留下的自私本能,没有为自己生殖,而是为了集体的利益各司其职。只有我们的性细胞,也称生殖细胞,仍然担负着保障生殖的使命。

因此,在多细胞生物(包括人类)体内,非生殖细胞存在的首要目的是作为"载体",将生殖细胞安全送达目的地。当然,这点不值得我们骄傲。非生殖细胞还会接收来自外部的集体指令从而增殖,比如我们被割伤时,伤口需要愈合,此时的快速增殖是正常且受控的。不仅如此,这种快速增殖能保护多细胞生物,甚至对健康有益:修复人体并以最快的速度阻止各类病原体等外部非法牟利者进驻。

最后,多细胞性之所以能持续运转,是因为第三类细胞即干细胞具有不可或缺的作用。它通过替换死亡的细胞,对组织进行维护。没有干细胞,受损的组织可能无法得到修复。它的特点是保留了分化的可能性。一些干细胞是全身性的,如胚胎干细胞;另一些则是局部性的,只存在于特定的组织之中。所有干细胞都做好了替换衰竭细胞的准备。

◇ 第四章

当细胞背叛了我们

多细胞性是三大类细胞之间签订的契约：生殖细胞，又称性细胞，负责基因传递；体细胞，负责完成整体运转所需的任务，它们不主动增殖，除非获得零星的局部授权；干细胞，负责受损组织的保养与更新。当某些非生殖细胞撕毁契约，不再承担其在集体中的职能且决定促进自身生殖时，癌症就生成了。这样，我们也就理解了为何癌症几乎与多细胞性的进化同时出现。

癌症是一种背叛。但在这三类细胞中，谁才是"叛徒"？目前已知的是，大部分癌症源于干细胞。因此，干细胞既是多细胞生物生存不可或缺的动力，也是威胁机体的"定时炸弹"。干细胞可以替换受损细胞，这种自我更新能力使其长期累积了大量突变，一旦偏离正常轨道就会进入癌症模式。不同器官内的干细胞数量不同。自然选择很可能兼顾局部更新受损细胞和降低癌症风险的需要，对干细胞数进行了优化。相对而言，分化后的细胞，由于寿命短，无法累积足够的致癌突变。

每天，人体内有500亿至700亿个细胞（相当于全球人口的10倍）死亡。它们需要被更新。其中一些细胞，如位于呼吸道、胃、肠的细胞，根据设定只能存活几天：它们常常接触具有腐蚀性、毒性的物质或诱变剂（能导致基因组突变），因此这类细胞不能保留太长时间，应当定时替换。另一些细胞,如神经细胞,则不会经常接触这些物质,因而寿命较长。因此,总体来看,人体细胞的寿命差别很大:白细胞几小时更新一次,皮肤细胞几周更新一次,而像脑细胞这样高度专业化且受保护的细胞则能在几十年的时间里避免发生程序性死亡。

汽车的比喻与(不)幸运的因素

对一个正常的细胞而言,它的增殖和死亡通常受到严格的控制,这是因为有专门的蛋白质介入。但是,在癌细胞中,蛋白质编码基因发生突变,无法继续正确地履行自己的职能。于是,细胞开始以不正常的速度增殖,并且(或者)躲过凋亡(apoptosis)*。

科洛塔用汽车油门和刹车来比喻这种情况。油门和刹车都正常时,汽车速度可控且能应对各种状况。如果油门踏板卡住或者刹车失灵,事情就变得比较麻烦了。如果这两个故障同时出现,那真是灾难。然而,这正是癌细胞内逐渐出现的情况。"油门"失灵导致的DNA变化激活了致癌基因编码的蛋白质,"刹车"失灵引发的DNA变化则使抑癌基因编码的蛋白质失活。DNA变化类型多样,包括DNA片段的易位或缺失、基因拷贝数或突变的增加等。

基因突变的原因有很多。年纪越大,干细胞内这种变异就越多,这就是为什么患癌风险会随着年龄的增长而增加。除了这些自然发生的遗传事故外,生活方式也会增加暴露于诱变剂的机会,比如烟草、乙醇、阳光中的紫外线都可能诱发突变。

回到汽车的比喻。就像修理工能把车修好一样,细胞也拥有一些DNA损伤修复的机制。按照逻辑,促进癌症生成的变异也是导致修复基

---

* 凋亡是细胞程序性死亡。细胞在收到信号后,通过该程序实施自我毁灭。

因失活的变异。癌细胞则会使用一些特殊的工具,属于"无证上岗"。当油门和刹车被卡住且没有修理工时,最后的希望便是警察能够拦截这台失控的车辆。对癌症而言,这种终极防护手段同样存在,那就是免疫系统。然而,后边我们会说到,这道屏障同样能被绕过。

但是,DNA损伤并非只发生在干细胞内。它们无处不在,不过大部分并不严重。因此,癌症的形成中很重要的一点是,运气不太好。要启动这一对身体有害的过程,与增殖(油门)、细胞死亡(刹车)或修复(修理工)有关的基因必须遭到破坏。那么,与这些功能直接相关的DNA在人体内占比如何?据估计,这些基因约有350个,仅占人类基因组的1%—2%。此外,如上文所述,大部分真正危险的突变只发生在干细胞DNA而不是分化细胞的DNA中。但是,如果我们暴露于诱变剂,那么干细胞内这1%—2%DNA受损的可能性将有所提高。而且在这350个基因中,导致每种肿瘤出现的基因突变组合是不一样的。简而言之,灾难般的癌症是一系列因素导致的结果,就像汽车相撞可能是因为刹车或油门出现问题,也可能是由于同时发生了其他多个故障。

此外,许多实验室正在进行的研究表明,事情还要复杂。在人类基因组中占据了绝大部分的非蛋白质编码区却在细胞功能运转中发挥着重要作用,且在癌症发生时能获得特定修饰。此外,一些表观遗传学机制能在蛋白质编码基因的DNA序列不改变的情况下,颠覆蛋白质的表达方式。可以说,这些表观遗传学进程就像开关,能引起基因表达的变化但不会改变基因本身。因此,我们可能无法在DNA中发现细胞功能运转的变化。不仅如此,表观遗传学进程甚至可能比遗传学过程更重要,比如某些癌症只发生了表观突变,没有发生基因突变。在大多数情况下,这些表观遗传修饰加剧了基因的异质性,使肿瘤内的癌细胞呈现出非凡的多样性。

最后,研究人员遇到的难题是,同样的基因在人体的不同组织内可能起到保护作用,也可能正好相反——变成癌症的帮凶!

基因突变之谜

既然突变会令人体 DNA 偏离正轨引发癌症,为何这一棘手的现象没有在生物进化过程中消失?事实上,原因有很多。从进化层面看,突变对遗传变异来说必不可少。遗传变异是自然选择的基础,而自然选择从中挑选并支持那些在某一特定时刻更能适应环境的突变体。因此,极大可能没有携带突变的后代迟早会因为无法适应环境的持续变化而灭绝。此外,并非所有的突变都发生在与癌症相关的 DNA 区域内,所以它们的危险性不同。

另一个原因在于,突变源自复制错误。每个人体细胞每分裂一次需要复制 33 亿对核苷酸(组成 DNA 的基本单元)。复制过程中会出现大量错误,一些研究人员甚至将这些错误视为致癌突变产生的主要原因。另外,DNA 在环境因素影响下受损也会引发突变。要知道,在诱变剂中长期暴露和急性暴露同样有害,前者甚至更加有害。最后,如果突变使基因组内的保护基因失活,导致基因组处于不稳定的状态,进而使突变率大大提高,癌症逻辑得到强化的概率增大,那么这一过程就会加速运行。因此,考虑到进化潜力,消灭人类基因组内的突变既不可能,也不可取。

况且,基因突变或许并不是导致癌症产生的首要因素。法国图卢兹国立应用科学学院副教授、分子肿瘤学博士卡普(Jean-Pascal Capp)对流行了几十年、单纯从遗传视角看待癌症起源的观点提出了质疑。他和其他一些同行认为,细胞所处的环境是关键所在,它可能会破坏细胞之间的关系。换句话说,促进癌症发展的基因突变可能存在,但只有当组织内部的平衡被打破时,癌症才会暴发。

因此,这转换了看问题的角度:或许,组织内部的平衡被打破才是起点,基因突变和表观遗传突变只是推动者和加速器。因此,在存在诱变剂和癌症易感基因的情况下,癌症的出现或许与组织环境未能成功控制细胞密切相关,而诱变剂或癌症易感基因可能让癌前病变细胞在更短的时间内产生更强的侵袭性。如果适宜的组织环境无法维持,那么肿瘤形成的概率也会增大。这一全新的观点可以解释为什么健康的皮肤中存在大量疑似能够引发癌症的基因突变,但相对来说,只有极少突变才会发展为癌症。同理,位于肝脏、大肠和小肠的干细胞能在一生中累积约2500个突变,但结肠发生癌变的概率却高于肝脏和肠道。

因此,仅靠细胞内的致癌突变不足以引发癌症,需要考虑微环境的重要作用,以及健康细胞通过相互作用使癌细胞变回"正常"细胞的能力。这些观点充实了后续章节会提到的适应性肿瘤发生(adaptive oncogenesis)假说。无论如何,未来的科学研究将告诉我们在癌症形成和发展的过程中,突变与微环境之间相互作用的本质。

作弊的诱惑

任何集体系统内都有作弊者。当个体只享受合作带来的好处,不承担维持系统正常运转所需的义务时,就是作弊。人类在生活中也会作弊。通常,生活在一个物资供应、卫生、教育、基础设施、市容环境均能得到保障的社会会让我们感到愉快和安心。当然,这样的社会同样存在规则,如交通规则和缴纳各种税费的义务等。大部分人应该不会舍弃这一系统。那么,每个人的行为是否都出于集体利益的考虑?只要能绕开系统规则为个人牟取利益,这种诱惑将是巨大的。几乎没有人会承认自己没有缴税,或者主动要求税务机关就一笔现金支付款项征税,但缴税属于集体运转的规则。一旦被发现未缴纳税款,不仅要支付这笔费用,还要缴纳罚款。因此,集体利益与个体利益之间的矛盾持续存在。

从进化角度看,这种作弊倾向很好解释。只要作弊的人没有被抓,就能同时享受集体系统提供的利益和作弊行为带来的好处。比如,拒绝使用标准渔网的渔民既能从渔业资源保护措施中获益,又能比遵守规则的渔民捕获更多的鱼。又如,在一个大部分人都接种了疫苗的社会里,拒绝接种疫苗的人不仅可以享受疫苗接种全覆盖形成的群体免疫带来的保护,又无须担心疫苗接种可能产生的不良反应。流行病之所以没有蔓延,冒险接种疫苗的人有很大的功劳。然而,如果大多数人拒绝接种,群体免疫将不复存在。令人遗憾的是,这一情况正变得越来越普遍。百日咳和麻疹再次流行的地区正是家长反对给孩子接种疫苗最强烈的地方。正如斯特恩斯指出的那样,首当其冲的便是不足12个月的婴儿,这是因为他们年纪太小,尚无法完成全部接种。

和人类社会存在大大小小不同程度的骗子一样,多细胞生物的细胞在作弊程度上也有高低之分。一些细胞虽然不再承担自己的职能,但是它们无害。如人体内存在一些所谓的“僵尸”细胞,它们已经处于衰老的状态。更直白地说,这些细胞的功能逐渐减弱,但它们拒绝死亡。随着时间的推移,僵尸细胞聚集在一起,即使会消耗一点资源,但不再合作,因此没有危险性。不过,如果将这些细胞取出,机体或许可以恢复青春。另一些不合作的细胞形成了具有一定结构的平行系统,如侵袭性肿瘤,我们可以将其视作犯罪组织。一种出人意料的作弊行为正在癌症过程中发挥作用,那就是所谓的社会性癌症。它涉及一些社会性昆虫,如蚂蚁、蜜蜂。社会性昆虫的群体内分工明确,生殖个体往往极少,有时甚至只有一对“夫妻”,而群体的其他成员,也就是职虫,并不进行繁殖。尽管一个蚁巢内生活着数千只蚂蚁,但整个蚁巢按照分工原则运转,宛如单个生物。生物学家称之为超个体(superorganism)。和人体细胞一样,职虫不育造成的损失只是表面现象。这类昆虫的遗传系统使群体中的个体之间存在极强的亲缘关系。因此,为了促进与其拥有相同遗传信息的一对或多对“夫妻”生育,职虫可以接受放弃生育。然而,和人体的非生殖细胞一样,有时候某些职虫不想再为集体的利益工作，不顾一切地进行繁殖。在另一些物种中，所有个体都有繁衍后代的权利，同时应当分担相应的集体任务。然而，总有个体会作弊，它们繁殖但不干活，只顾着享用集体的成果。虽然造成这一现象的确切原因尚未完全明了，但作弊行为似乎在资源丰富的时候尤为严重。由于在某些情况下，社会性癌症造成的伤害能导致一个群体的死亡，所以在这些昆虫社会中，有个体专门负责寻找并消灭那些表露出生殖倾向的职虫，它们扮演着人体免疫系统的角色，在一些正在壮大的新兴群体内的作用尤其突出。这说明，在同等条件下，这类群体内作弊者造成的负面影响更大。

显然，为了多细胞生物体的正常运转，部分细胞被迫放弃了自己的生殖。多细胞系统在抑制癌症的同时进化，形成了实用、高效且颇具竞争力的多细胞生物，人体的运转必须感谢数十亿细胞的牺牲！在生命发展史上，自前寒武纪起，发生了十余次单细胞生物与多细胞生物之间的转变。其中，多细胞性的优势起到了推动作用。每当社会困境出现，进化便在意料之中。如果宇宙中存在拥有类似结构的地外生命形式，这种转变趋势想必同样存在，癌症也会出现。

癌症：一众冲突中的一个

癌症是集体利益和个体利益之间一个难以平息的冲突。然而，它绝不是唯一的冲突。相反，生物体内充斥着对立，由此带来健康问题。但是，为何会有这么多的争斗？答案仍与自然选择有关：除了生物之间存在自然选择，个体内部也存在自然选择，也就是细胞、基因等小型单元之间的竞争。我们总说，自然选择偏爱那些生殖效率最高的生物。因此，几代之后，这种选择使个体做出了各种各样的调整，提高了它们对环境的适应度，最终提高生殖效率。虽然自然选择确实有利于自我复制效率更高的实体,但其涉及的主要是基因,而不是生物体。正如法科研中心研究员、人类社会行为进化研究专家安德烈(Jean-Baptiste André)强调的那样,在绝大多数情况下,一个基因要想在下一代占据一定的比例,最好的办法是参与构建一个运转尽可能良好的生物。该生物的生殖意味着该基因也能得到传递。昆虫的社会性癌症同样遵循类似的逻辑:当无序生殖给整个群体带来灾难时,自然选择鼓励职虫放弃生育,这是一种自我约束。遗憾的是,一旦基因有其他方法促进自己的传递,即使这会与生物的整体运转发生冲突,自然选择也有可能选择这种方法。这就是我们所说的"自私的遗传元素"。自私基因对集体产生了负面影响,也可能带来健康问题。

对人类而言,当个体进行繁衍时,只有50%的基因通过配子传递给后代,另外50%则来自双亲中的另一位。原则上,起决定性作用的分离过程是随机的,因此,可以将其视为一场公平的抽选。然而,有些基因却能让该过程具有一定的倾向,从而使遗传了这些基因的后代偏离原来的比例。换句话说,这场抽选偏向于对它们有利的方向。我们将这种情况称为偏分离。举个例子,强直性肌营养不良是一种肌肉疾病,导致该疾病的等位基因遗传后代的概率约是60%而不是50%。就该疾病而言,产生这种偏向似乎是因为致病的等位基因能在精子竞争中获得优势。至于常常给人带来打击的恶性癌症,它们有时也存在偏分离现象。视网膜母细胞瘤是一种儿童罹患的视网膜肿瘤。当孩子的父亲拥有致病的等位基因时,有利于该基因传播的偏分离现象便会出现。这同样是因为该基因向其所在的精子提供了帮助。此外,人类还有许多遗传性疾病存在这种遗传偏向性。它们展现了利于基因传递和利于个体健康之间的遗传冲突。

美国遗传学家麦克林托克(Barbara McClintock)自20世纪50年代起进行的研究,揭示了人体DNA中自私遗传元素的存在:它们只为传播自己而工作,把人类基因组当成游乐场! 1983年,麦克林托克因为发现可移动的遗传因子,荣获诺贝尔生理学或医学奖。这些可移动的遗传因子被称为转座子(transposon),能够在人类基因组内增殖,实现字面意义的占领。总体来说,转座子是一些较短的DNA序列,能编码一个或者多个蛋白质,这些蛋白质的功能仅是复制该DNA序列并将其插入基因组其他区域。这种增殖对人体健康来说并非无害,至少需要消耗能量和资源。当这些自私基因插入基因组的其他区域时,能引起DNA内的突变。这种突变可能是有害的,有害程度取决于插入的位置。从数量上看,转座子在人类基因组中的占比超过一半,不容忽视。

即便是妊娠这样美好的阶段也存在母亲和孩子之间的冲突。事实上,从胎儿的角度看,尽可能多地从母体汲取资源比较有利。随着时间的推移,自然选择会偏爱能在该阶段最大化汲取资源的基因。但是,对母亲来说,情况就不同了。妊娠期间的代谢资源及母亲照顾孩子付出的时间和精力,将分配给她未来的全部子女。而且,她必须拥有足够长的寿命,才能妥善地抚养多个后代。因此,从进化层面看,将全部资源给予当前这个孩子是不恰当的。该局面导致母亲和胎儿会为了资源而在子宫内进行一场争斗。同样地,从健康角度看,这种情况也不总是无害的。例如,母亲的血糖是胎儿发育的重要补给。因此,胎儿试图通过激素提高母体的血糖含量,使这种补给最大化。但对母亲而言,她要阻止这种对自身健康有害的血糖上升,因为这可能导致她在分娩之后血糖仍达到糖尿病的标准,或者在将来罹患2型糖尿病这种后天性的疾病。在法国,孕妇未能正确调节血糖含量的案例占全部妊娠案例的1%—5%。这种情况被称为妊娠糖尿病。母婴之间的另一个冲突与母体的血压有关。血流量会影响胎儿的资源供给,而它受血压控制。于是,为了获得更多的资源,胎儿会操控母体,导致母体血压升高。在6%—7%的妊娠案例中,这种控制超过了一定的限度,引发先兆子痫(preeclampsia)。在发达国家,这是导致孕产妇死亡的第一大原因!

总之,癌症是生命冲突的一种表现。总体来看,由于自然选择偏爱最具竞争力的生物,非常强势,所以人体数十亿个细胞运转和谐。正是有了这种竞争和随竞争而来的自然选择,基因和细胞等更小的实体按照设定,以一种协同、合作的方式运转。但是,由于自然选择可以作用于更小的实体尺度和其他时间尺度,所以生物内部也存在自然选择,由此导致癌症。

◇ 第五章

抗癌机制

应对作弊者,人体拥有许多防御手段。它们针对不同的层次,而且非常有效。遗憾的是,这些机制可以被绕开,基本上只有当我们具备生殖能力时,它们才会起效。这还是自然选择的逻辑在发挥作用。事实上,过了这一阶段,就没有必要保留这些起到积极保护作用的适应。更加糟糕的是,内部资源必然是有限的。当生殖成功率最高时,自然选择会采取不同手段使抗癌能力最大化,甚至不惜削弱我们未来的抵抗力。可能有人会说,男性更年期(andropause)来得比女性的晚得多,所以男性受到的影响理应没有女性那么大。的确如此,只不过繁衍后代的主力是年轻男性,而不是老年男性。因此,这一逻辑对他们同样适用。

此外,对许多动物而言,自然选择给雄性带来了一种惩罚:求偶竞争,它意味着雄性需要较早地达到活力和能量的巅峰,代价就是在这之后它们会衰老得更快,患癌风险会增加。而且,在单配制社会里,男性的平均结婚年龄与女性的相仿。因此,除非离婚后与更年轻的女性再婚,否则妻子更年期的到来将使男性同样处于停止生育的状态。站在自然选择的立场,一旦不再生殖,我们就没什么用了。我承认,意识到这一点并不好受。但是,为了让自然选择正常运转,必须在资源分配方面做出一定让步。除癌症问题外,衰老还造成另一悲剧:在生育期后罹患的疾病一般不会对后代数量造成影响,因此从进化角度看,这些疾病是无害的,自然选择也就不会将人体调整至对抗这类疾病的最佳状态。不过,令人欣慰的是,数学模型显示,对于那些接受父母或祖父母照顾,或是长期与亲属一起生活的物种,包括人类、除人类以外的一些灵长类动物、海豚、鲸和某些鸟类,自然选择会偏爱那些能在更长时间内(包括在面对癌症时)都处于健康状态的个体。哪怕年龄在增长,如果这种普遍由父母或祖父母照顾后代的行为对后代的生存和生殖越重要,自然选择维持的抗癌防御机制就越有力。这值得我们深思。

还有的生物竟可以自行决定是否处于多细胞状态——当然,这些生物是罕见的。对这些物种而言,个体在适当的时候"退出集体"是一种正常现象,所以不存在冲突。一种名为网柄菌的变形虫就是如此。这是一种生活在森林土壤中的生物,拉丁名为 *Dictyostelium*。当环境中食物充足时,它便采用单细胞的生活方式。简单地说,当土壤含有大量细菌时,个体可以轻松地满足自己的需求,大家都自私也无关紧要。相反,当食物匮乏时,个体发出一种分子信号,鼓励大家聚集在一起。于是,变形虫组成类似小型鼻涕虫的集合体并动身寻找更加适宜生存的条件。这种集合体在科学上被称为假原质团(pseudoplasmodium)。约10万个变形虫此时形成了一种暂时性的社会联结。随后,假原质团"结出果实",长出一根柄,其顶端有一个由变形虫组成的小球。变形虫分化成孢子并繁殖,但柄内的变形虫会死去,无法实现自身的基因传递。因此,利益冲突还是存在,不过比较轻微,因为同一区域的变形虫拥有很强的亲缘关系。

像你我这样的复杂多细胞生物已经不具备这种可逆的灵活性了(不过,想到那个场景,这种灵活还是不要为好)。机体的良好运转要求保持严格的多细胞性,即建立一个持续合作的系统。在这个不可撤销的契约下,必然会与该系统的敌人发生利益冲突,甚至出现战争。敌人既有来自外部的,如捕食者和寄生虫,也有来自内部的。生物拥有多种机制,可以破坏敌人的"好事"、躲避敌人或与之战斗。比如,捕食者和猎物之间存在一种"晚餐 VS 生命"原则,猎物的生存能力往往强于捕食者的追捕能力。一只被狐狸追逐的兔子为了逃命,全力奔跑;对狐狸来说,它只是在追逐一顿饭。二者的利害程度不同,因此自然选择优先赋予兔子强大的冲刺能力,以逃脱捕食者的追击。

有所保留的自然选择

无论面对捕食者还是面对寄生虫,生物的防御系统都是"尽管非常强大,但仍有其局限性"的。虽然作为猎物的物种在抵御捕食者方面做出了有效的适应,但每天仍有数十亿的个体成为肉食动物的盘中餐。同样,人体的免疫系统可谓非常强大,每天能阻止数十、数百甚至更多伺机进入人体的入侵者,但它有时还是无法阻止一些病原体绕过防御机制侵入人体。没有系统是无坚不摧的!

发展出一种超强防护力也是一种办法,但这要消耗大量的资源,不利于生殖。因此,自然选择不会将其纳入考虑。如前文所述,它的目标是优化生殖。没有生殖,就没有极致的防护!遗憾的是,在应对癌细胞时,我们也面临相同的两难境地。最终,一切都取决于癌细胞在人体内出现的情况与防御系统消灭癌细胞的能力之间的平衡。鉴于人体内存在数十亿个可能引发癌症的细胞,我们的系统总体来说是非常有效的。然而,它还是可能被打败,尤其是当我们逐渐衰老的时候,防御能力也在减弱。此外,由于干细胞累积了突变,所以更多的干细胞可能偏离正轨。届时,人在面临更大的危险的同时,防御能力却有所减弱,这正是问题所在。

可以说,多亏了抗癌机制的有效性及其自前寒武纪以来越来越丰富的多样性,新生物种越来越高大而且寿命更长。反过来,我们可以断定,与高大身材和较长寿命有关的优势,如更高的生殖成功率,促进了抗癌机制的选择。在美国加利福尼亚大学河滨分校生物学家、癌症进化专家农尼（Leonard Nunney）看来，该进化分为以下几个阶段：当一种防御机制形成且因表现出控制作弊细胞的优势而被选中后，携带这种防御机制的生物便朝着越来越高大的方向进化。虽然这意味着有更多的细胞需要受监督，但癌症问题可以得到解决。然而，当细胞数量超过某一数值时，癌症防御机制的有效性也将触及上限，所以患癌风险迟早会阻止体型继续变大。届时，体型和寿命将停止增长，直到第二种防御机制形成、被保留并推动自然选择，让生物继续获得更大的体型和更长的寿命，直至触及新的上限。由此可见，在生命进化的过程中，癌症风险在很大程度上起到决定作用。

多重防御

抗癌机制是什么？人体的防御机制不止一种，这间接证明了它们对多细胞状态的必要性。在预防和消除内部作弊者方面，多细胞性可行且有效。把这些保护机制按照等级排列，最基本的是细胞本身。事实上，多细胞性的进化推动建立了自我监督手段。可以说，自然选择使细胞具有"社会责任感"：当运转出现异常，如过度增殖、资源消耗过大或寿命异常延长时，细胞将按照设定，启动自我毁灭程序，也就是凋亡。此外，干细胞由于能无限分裂，所以引发癌症的可能性最大，但它们也拥有最强大的泵送系统，可以排出有毒物质，特别是能使其偏离正轨的致癌原。总而言之，容易受到攻击的区域均加强了防护。

多细胞性的进化还鼓励细胞建立相互监督机制：如果一个细胞行为异常，那么周围的细胞会向它发出信号，使其进入凋亡状态，自我了断！巧的是，社会性癌症也存在这一现象：典型的职虫会相互监督，以便找出并消灭那些试图偷偷繁殖的作弊者！最后，万一以上两种机制都失败了，巡逻中的免疫警察也会消灭那些可疑的个体。这些不同层次的防御机制是自然选择的结果。随着多细胞生物的进化，它们逐渐建立起来。此外，在多细胞性出现之初，抗癌机制较为基础。随着生物复杂程度加深，它们才达到如今的水准。原因在于，生物体身材越高大、寿命越长，就越要使用精密的工具找出并消灭作弊者。这就好比一个村庄和一个特大城市需要使用不同的方法来维持秩序。

遗憾的是，上述3个层次的防御机制均有其局限性，不过这并不意外，毕竟完美的防御机制或许对生殖不利。换句话说，我们可以更有效地消灭癌症，但考虑到需要在进化上付出的代价，折中方案仍然是以生殖最大化为最终目的。

这一逻辑同时还解释了衰老的必然性。和其他事物一样，生物体也不可避免地会随着时间的推移而出现损耗。即使人类理论上能够弥补这种损耗，但机体的保养和修复机制并不是免费的，需要耗费时间、能量和物质资源。生物体的资源必然是有限的，要持续修复衰老中的身体，就必然会牺牲其他功能，首当其冲的便是生殖。于是，我们受到了自然选择的掣肘：个体为了尽可能延长寿命，运用了强大的保养和修复机制，牺牲了自己的生殖功能，可由于基因无法传递，所以这样的个体不可能被自然选择选中。只有相反的行为才有可能被选中，甚至会得到自然选择的青睐。

人类天生的抗癌机制也遵循这一逻辑：如果强大的抗癌能力需要以牺牲生殖能力为代价，它就不会被考虑。按照达尔文主义的逻辑，宁愿先大量生殖再罹患癌症，也好过免受癌症的困扰但是没有子嗣。这一现状令人恼火，尤其是人类不一定总要为生殖考虑。然而，要改变生物体的普遍规律绝非易事。

烟雾报警器原理

我们对于健康的担忧并不仅仅来自防御机制的缺陷。一旦它过于强大，无缘无故地启动应急反应，同样很成问题。人体免疫系统太过热情时，会引发哮喘、过敏和自身免疫病。作为进化医学之父之一的美国亚利桑那州立大学教授内瑟（Randolph Nesse）将该问题与"烟雾报警器原理"进行了类比。尽管报警器没能尽早报告火灾令人恼火，但我们也不会希望它时不时因为烤面包或香烟的味道而鸣叫。可能有人会说，宁愿它多次误报，也不想被烧死或因窒息而死。的确是这样，而且该逻辑同样适用于人体天然的防御机制：它们常常无缘无故地启动，宁愿无端地呕吐从而尽快将可疑的食物排出体外，也不想放任毒素或传染性病原体进入身体。

这也是孕妇常常会感到恶心的原因。所有人种都存在这一情况，它主要发生在妊娠的前3个月，也就是器官在胚胎中形成之时。正如法国蒙彼利埃进化科学研究所进化人类学家雷蒙（Michel Raymond）强调的那样，孕妇的这种恶心感属于一种更为普遍的饮食综合征，由味蕾数量增加和嗅觉变得更加发达引起。并非所有食物都会让她们觉得恶心：与肉类有关的食物一般会引发最为强烈且持续时间最长的感觉。由于在前3个月，胚胎的能量需求较低，所以在妊娠的这个阶段避免食用肉类利大于弊，这样做主要是为了避免吞食寄生虫。那为什么是肉类？因为这是最有可能包含病原体的食物。这种行为上的适应能够弥补与妊娠有关的免疫抑制。妊娠本身也具有适应性，因此母体的免疫系统不会排斥携带50%外源基因的胚胎。

虽然食品卫生检查大幅降低食物感染风险，但是孕吐现象如今仍然存在，这很好地展现了人类的防御机制与敏感的烟雾报警器有多么类似。此外，这还证明患者或医生眼中的高昂成本从进化角度看并不一定如此，生殖成功带来的好处已对此做出很大程度的弥补，只是在某些方面还需要付出代价。深入研究发现，人体的防御机制，如免疫系统、组织再生、面对外部危险时的反应和脱水，均受到烟雾报警器逻辑的支配。

罹患癌症时，我们的防御会表现出脆弱的一面，如要求细胞自杀的*TP53*基因不再发挥功能，尤其是该基因在遗传事故后又发生了突变，这种情况在癌症病例中相当常见。同样，通过突变，癌细胞可以无视周围细胞发出的自杀指令。最后，还是通过突变，癌细胞找到了不会被免疫警察发现的方法。它们去除癌细胞标志物，或表达某些基因让自己看起来无害，从而伪装成正常的细胞，最终逃过免疫警察的法眼。因此，人类通过进化获得了保护自己的免疫系统，癌细胞为了绕过这些免疫系统进行了进化，而且效果是即时的。

从独行暴徒到犯罪团伙

我们说过，当一个细胞变得自私自利，拒绝合作，不再执行它在集体中的任务时，癌症就形成了。一个独来独往的作弊者对社会有什么影响？一般地说，如果只是为了生存到处小偷小摸，那没什么大不了的。它只会甘当一只小小的寄生虫，上文提到的僵尸细胞就是如此。但是，如果加入由暴徒组成的集体系统，对作弊者来说，好处就多了。于是，单打独斗的暴徒变成暴徒组织，也就是犯罪团伙。同理，如果健康的细胞在癌变后仍然独行，那么它造成严重负面影响的可能性很低，这就好比一个像素点的变化不会对一张包含数百万个像素点的图片产生实质影响。但是，自然选择会促使其变成一个有害的合作系统，即实体肿瘤，启动有组织的作弊行为。由于这种作弊模式的效率更高，所以对机体伤害更大。实体肿瘤的存在间接证明，一个独自生活的自私细胞，通过参与新建一个各司其职的合作系统，将获得比单打独斗时更大的利益。讽刺的是，我们发现，一个类似的逻辑曾在前寒武纪时期引导单细胞系统过渡为多细胞系统，如今它又实时出现在生物体内！实体肿瘤本身也是一个克隆社会，是一个合作系统。它不是一个无序的细胞簇，而是一种复杂的结构。在自然选择的实时构建下，它得以正常运转并且遵循任务分配的原则。进化生物学家埃瓦尔德（Paul Ewald）曾建议用致癌选择来称呼这种特殊的自然选择形式。它从内部瓦解身体，进而导致癌症。

癌细胞一旦出现，就会和其他所有生物一样，试图生活得更好，并在艰苦的环境中进行复制。按照它的逻辑，它什么坏事也没做，甚至我们才是入侵者！为了生存和生殖，它将运用一切手段，包括正常细胞的一些工具（我们将在之后提及相关内容）。别忘了，该逻辑的背后没有隐藏任何意图，一切都是自然选择存在于所有生命系统之中的必然结果。尽管具有破坏性，但是致癌选择事实上仍然符合生命的逻辑。

我们或许会惊讶于自然选择竟然鼓励这种类似于自杀的愚蠢行为：破坏了集体系统，肿瘤也就毁掉了自己的续命来源，不久便会消失。只要观察周围，就能发现该逻辑到处都在发挥作用。如夏天池塘里，浮游生物大量繁殖，导致营养物质不足，环境里氧气缺乏，最终，所有生命都将缺氧而死。这个荒唐的局面很好地说明了自然选择缺乏远见。它并非为了物种的利益而工作，只是偏爱生殖能力更强的变异体，什么策略对生殖有利就用什么策略，来者不拒。我想强调这一点，从而纠正广泛传播的关于进化的错误认知。

◇ 第六章

被掩埋的行动方案

实体肿瘤的形成通常需要数年,但在进化生物学家看来,这一过程快得出奇。为什么会这样？毕竟,人体从一个细胞变成一个完整的婴儿只花了9个月。确实如此,不过人体与肿瘤之间差别很大。对新生儿而言,漫长的岁月中,进化在基因组内形成了一套完整的建设方案。它准确、细致、按照时间顺序编制,而且有严密的组织性。至于癌症,由于它不存在代际遗传,所以每次癌症或实体肿瘤的形成都是全新的。因此,它无法为构建一个运转良好的癌细胞社会编写一份行动方案,清楚地写明谁在何时应该做什么。癌症虽然是一种古老的疾病,但是它不停地另起炉灶。因此,我们不仅会为它在没有经过前期训练的情况下能够迅速构建一个复杂合作系统而感到惊讶,也会震惊于不同个体的不同器官内,甚至不同物种的不同器官内,实体肿瘤在构造上具有相似性。关于这一生物学奇迹背后隐藏的机制,存在许多解释和假说。

工具已经存在于我们的DNA

在"干坏事"之前,癌细胞是健康的,它与构建生物体并使其运转的正常细胞拥有相同的基因组。因此,即使没有构建实体肿瘤的现成方案,所有工具也都已经存在于我们的DNA,不需要另外发明,拿来使用即可！由于干细胞具有全能性(totipotency)*,所以它们滥用这些机制的可能性最大。矛盾的是,如果没有干细胞,机体就无法自我构建、维持和修复,因此我们绝对需要这些细胞。但不好的一面是:一些"暴徒系统"可能会利用这些工具,绕过我们的防御机制,在人体内进行具有破坏性的非法交易。癌细胞就是如此。

在包括人类在内的有胎盘类哺乳动物体内,这种情况尤其突出。事实上,我们的生殖方式要求细胞移动和侵入,从而确保将胎盘附着于子宫壁的肌层,也就是子宫肌层,并形成胎儿-母体单位。胎盘侵入是一种古老的现象,专家认为它可以追溯到有胎盘类哺乳动物出现之时,也就是1.05亿至6500万年之前。胚胎干细胞能侵入子宫内部黏膜层,即子宫内膜,从而控制胎盘的部分功能。这是一种全新的生育方式,它的好处在于能够大幅延长妊娠期,使新生儿出生时体型更大,享受母体保护的时间更长。然而,由于人体细胞均含有这些程序,所以这些妊娠所必需的步骤成了恶意挪用的重点对象。在大多数情况下,癌症相当于使细胞去分化,而这些细胞本应激活那些应当在胚胎发育阶段表达的基因组片段。构建生命的工具如果落入不法个体之手,有可能成为毁灭生命的元凶,这真是命运的嘲弄。

验证该假说的方法之一是观察胎盘侵入性最强的动物是否也是癌症扩散最严重的物种。由于胎盘侵入程度在大型种群之间存在差异,所以这种比较是可行的。某些种群甚至已经几乎不存在这一现象了。这种缺失可能与胎盘侵入的代价,如癌症转移的风险有关。因此,即使是成体细胞,它们也在自己的基因组内留有必要的遗传信息,以便在发育早期指挥干细胞的活动。入侵胎盘的胚胎干细胞与能在生物体内移动并产生次级

---

* 在生物学上,全能性是指一个细胞分化成任何专业细胞的能力。

病灶(扩散的癌症)的转移癌细胞之间存在一些令人不安的一致性,如相似的黏附分子及血管生成能力。相关研究正在进行之中,尤其是加利福尼亚大学圣塔芭芭拉分校副教授波蒂(Amy Boddy)的研究发现,与猫、狗等胎盘侵入性较强的动物相比,马和母牛等胎盘侵入性较弱的动物罹患某些转移癌的概率似乎较低。鉴于波蒂在谈论她的研究时表现出的兴奋,毫无疑问,我们很快就会知道这个假说是否为真。如果情况属实,那么,除上文提到的较长的生殖后期阶段外,这是人类容易罹患癌症的另一个原因。在研究人员看来,这或许还意味着,研究胎盘形成的调控机制对了解甚至控制引发转移侵袭的因素非常具有启发性。与此同时,一些研究人员开始研发抗癌疫苗,捕捉那些行为上与两三个月大的胚胎类似的细胞。

返祖假说

对加拿大肿瘤学家文森特(Mark Vincent)等科研人员来说,癌症是前寒武纪时期被选择出的某些古老程序再次被激活的结果。在进化生物学中,祖先的性状在潜伏几代之后再次出现的现象被称为返祖。如上文所述,在前寒武纪时期,单细胞系统进化为多细胞系统。如果自然选择是一位出色的工程师,它就会为了保障多细胞系统的运行而干脆地消除单细胞生物的大量适应。然而,它并不是这样的一位工程师,而是一个没有道德观念的盲眼修补匠,只能让情况变得比之前好一些。因此,单细胞生物的一些适应可能并未完全从基因组中消失,只是在我们仍然具备生殖能力的时候处于沉默状态。意外激活它们可能会导致癌症,形成现代多细胞生物突然与带有前寒武纪时期适应的生物展开竞争的诡异局面。

遵循这一假说,我们可以假设,在这些古老的程序中,与早期单细胞生物社交行为有关的程序促进了实体肿瘤的形成。换句话说,可能存在一份行动方案。虽然它在一定程度上被掩埋，但是确实存在；再次被激活时，它可以指引方向。此外，癌症的返祖假说还可以解释为何癌细胞在肿瘤这样的酸性、缺氧环境下特别自在，那是因为前寒武纪的环境常常就是这样的。目前，我们还无法评估该假说是否为真，不过支撑其合理性的证据似乎越来越多。比如我们发现，在肿瘤内表达量最高的基因并不是与多细胞生物一起出现的基因，而是在进化中保存于多细胞生物体内带有单细胞特征的基因。我们不知道的是，相比于与返祖性无关的癌症，完全或部分建立在返祖性之上的癌症占比几何。无论如何，返祖假说不否认以下事实：自然选择使癌细胞对治疗产生耐药性，而这种耐药性是古老基因表达的结果。不管怎样，这是一个非常有趣的研究领域。

◇ 第七章

"两头下注"：风险分摊的艺术

拥有工具且能使用工具，这固然很好，但还需要一张设计图，以便了解肝、肺、肾适合怎样的构造。这正是癌细胞的问题所在。除返祖现象外，它们无法像人类的婴儿那样拥有已经编写好的系统构建程序。不仅如此，与自然选择一样，致癌选择也缺乏远见。

当我们考虑遗传标准或其他标准（表观遗传、细胞遗传*）时，一个有趣的点是，在所有肿瘤内，组成肿瘤的癌细胞具有惊人的多样性。一个几克重肿瘤内的差异性比地球所有人之间的区别还要大。这真是太厉害了！即使肿瘤是一个克隆，但由于它产生于一个偏离正轨的细胞，所以有科学家坚信，一个肿瘤内不存在两个完全一样的癌细胞。鉴于所有肿瘤都具备这种高度变异性，它必然是癌症生物学的一个关键元素。从机械论角度看，如此丰富的多样性显然来自巨大的遗传不稳定性，使得每次分裂都会产生不同的细胞。因此，在给定的时段内，癌细胞累积的突变比周围的健康细胞多得多。然而，对进化生物学家来说，机械论的解释是不够的。我们会疑惑自然选择为何偏爱这种遗传不稳定性。必须意识到，我们只能发现那些成功发展起来的癌症，而每天不知道有多少癌细胞试图

---

* 发生在染色体层次上。

增殖。这就与生物多样性的情况一样：我们只认识那些尚未消失的物种。同样，化石记录只留下胜利者的痕迹。那些不断生长并且走到最后的肿瘤显然从一开始就将自身的运转建立在产生变异体的遗传不稳定性之上。在一些科学家看来，这是针对不断变化的微环境做出的无数局部适应。我和同事提出的假说是，该现象属于一种"两头下注"策略。

什么是"两头下注"？通俗说，就是不要将所有鸡蛋放在同一个篮子里，即分摊风险。那些生活在变幻莫测环境中的生物会运用该策略，如沙漠中的植物产生萌芽日期不同的种子。由于降水是随机出现的，只要下雨，就有一批种子做好准备。尽管该策略成本高昂，浪费了大量的种子，但是它还是比只产生一类种子更加具有适应性，因为后者很可能导致所有种子都在不适当的时候萌芽。

从代谢角度看，癌细胞似乎是"两头下注"的行家。事实上，肿瘤中的癌细胞生活在一种无法预料的环境之中。举个例子，肿瘤促进血管的生长，以便获得氧和营养物质。然而，这些血管与正常血管不同，它们脆弱甚至畸形，导致供给极其不规律，并且反过来使癌细胞做出适应。癌细胞拥有一种特殊的代谢方法，被称为瓦尔堡效应。这个名字取自德国生物学家瓦尔堡（Otto Heinrich Warburg）。与健康细胞的代谢相比，这种代谢方法虽然不一定是最好的，但能够让癌细胞在混乱的条件下，特别是氧突然缺乏时生存。有趣的是，癌细胞一直保持着这种效率较低的代谢模式，甚至当氧供应良好的时候也是如此，由此可以想见：在这种不稳定的环境中，某种选择偏爱效率较低但能够在所有情况下生存的策略，这导致了肿瘤的形成。

某些细菌遭遇不利条件时，也会采取类似的策略。从统计数据上看，这使它们在环境中得以生存。当条件有利时，细菌每次分裂时都会产生相似或比较相似的个体，总之是能适应环境的个体。相反，当情况紧张时，它们则停止正常的生殖，产生一种名为"超变体"的表型，从而通过超高的突变率,产生极其丰富的细菌,其中总有一些个体能够在不利的环境中存活。

"两头下注"策略或许也是在没有行动方案的情况下构建有害系统的秘密所在。它产生了大量的原材料,其中只有一部分彼此兼容,可以用于在实体肿瘤中建立这一生态系统。该假说解释了为何实体肿瘤的形成常常需要数年。事实上,由于获得好材料的代价是白白产生大量不合适的化合物,所以"两头下注"本身收益率极低。此外,进化还没有将该技术调试好,因此在肿瘤的形成中,"两头下注"还处于摸索阶段。于是,在绝大多数情况下,癌症还没有扩散就已经消失。在生命发展史上,早期的"两头下注"策略非常粗糙。后来,自然选择使其逐渐细化。换句话说,早期的"两头下注"策略与如今沙漠植物采用的"两头下注"策略没有关系。这些植物的种子都是好种子,只是萌芽日期不同。至于癌症,它的"两头下注"策略则是笨拙且含糊的。

有时甚至会出现一种奇怪的现象,那就是染色体碎裂(chromothripsis)。它的特征是一个或多个染色体片段在一个灾难性的事件中变成碎片并随机重组!结果,基因组重新进行了大规模的复杂排列,其中的染色体在很大程度上实现了重塑,犹如一块拼布,一下子发生了巨大的变化。与返祖假说一致,某些单细胞生物也能将自己的DNA一下子粉碎成数百万个碎片并创建一个全新的版本。一种名为三伪尖毛虫(*Oxytricha trifallax*)的纤毛水生原生动物就是如此。无须跟踪观察,癌症凭借"两头下注"策略可以一次产生大量的畸形细胞。那里可谓肿瘤中的"圣迹区"*。这些细胞发生的突变或多或少受到了此刻肿瘤内自然选择的支持。能使肿瘤生长的突变被称为驱动突变,其他的则被称为搭乘突变。事实上,这是一种时空连续体。在驱动突变中,有些突变比其他的更具驱动力,而在某

---

* 旧时巴黎的乞丐聚居地。——译者

一时刻不受重视的搭乘突变可能之后会受到重视,只要肿瘤在形成的过程中改变了栖息地的条件。在生态学上,我们称之为生态位构建,下文我还会讲到它,不过这一现象在这里也适用。

无论如何,这种可遗传的超强变异性是致癌选择的基础,能够影响肿瘤的进化,包括对治疗产生耐药性。有趣的是,生态环境的限制在液态环境中有所不同。此时癌细胞与健康细胞之间的竞争没有那么激烈,而且由于自身的性质,液态环境的空间更大。在这种情况下,致癌选择并不支持极端的"两头下注",而是正好相反:减少具有较强适应性和竞争力的变异体。由于此时系统达到平衡所需的时间更短,所以与实体肿瘤相比,包括白血病在内的液体肿瘤通常没有那么多的变化,而且在患者年纪较小的时候就能造成严重的后果。事实上,不同器官、不同个体、不同物种的实体肿瘤具有许多相似之处,这反映了一种强烈的选择趋同:由于采取了"两头下注"策略,所以只有以某种方式成功重组的变异体才能不被人体防御机制消灭。这种现象在科学上被称为趋同进化。同理,不同水生生物差别很大,如海洋哺乳动物和鱼类,但是它们普遍拥有相同形状的鳍。

因此,癌细胞的多样性是个大问题。别忘了,致癌选择无法直接引起变化,只能从现有的变化中进行挑选。这就是为什么系统产生的变异体越多,致癌选择就越容易快速、有效地做出选择。不仅如此,梅利教授还指出,食管癌的严重程度与肿瘤的变异程度直接呈正相关。因此,从变异性出发,立足致癌选择,我们就能解释为何癌症越来越具有侵袭性和浸润性,以及那些能够促进为肿瘤输送营养和氧的血管生长的变异体、免疫系统无法察觉的变异体和耐受治疗的变异体为何会获得优势。

肿瘤内的癌细胞拥有惊人的多样性,这一点还被进化生物学家用来更好地理解转移过程。为此,我们要使用系统发生学(phylogenetics)的知识。该学科原则上用于确定物种之间的亲缘关系,即谁是谁的后裔,或谁是这个或那个物种关系最近的亲属等。由于肿瘤内部存在极强的异质性,所以,我们能以此断定肿瘤右上角的细胞和左下角的细胞差别很大。如果癌症转移到别处,我们就可以运用系统发生学方法,确定原发性肿瘤所在的部位,或当存在多个原发性肿瘤时,明确对癌症转移助力最大的那个肿瘤。随后,我们将关注点放在相应细胞上,以便查明转移倾向出现的原因。有了以上手段,就可以逆推癌症从原发性肿瘤开始的转移历程。比如,乳腺癌常常转移至骨、肝、肺、脑。毫无疑问,随着此类研究越来越多,未来我们将进一步查明一些常见癌症转移的主要原因及其规律。

◆ 第八章

常常与敌人交流

肿瘤并非一群与世隔绝的"流氓细胞"。乍一看,这可能会令人感到惊讶,但事实就是,我们与敌人的联系一直在持续。健康细胞与癌细胞之间存在许多相互作用,甚至肿瘤内部也存在许多健康细胞,如淋巴细胞、巨噬细胞、成纤维细胞。那这些细胞究竟在敌方地盘做什么? 在肿瘤内部及外围,健康细胞与癌细胞之间的关系属于何种性质? 回答这些问题对研究肿瘤微环境即肿瘤与周围健康细胞之间亲密关系的人来说是个挑战。事实上,如果将健康的多细胞生物比作一座剧场,那么恶性肿瘤就位于舞台中央。掌握癌细胞与健康细胞之间的分子对话及交流背后的进化原因,对破解癌症之谜、开展癌症治疗至关重要。一些研究指出,基于微环境特征对患者的预后进行预测要比基于肿瘤本身进行预测更加可靠。由此可见,这一维度非常重要。

除分子对话外,栖息地复杂的物理属性也是需要考虑的因素。健康生物与肿瘤的交集在于生态系统被肿瘤通过选择挪为己用。这涉及前文提到的生态位构建问题,许多动物会对栖息地进行改造,使其能够更好地满足自己的需要,从而调整自己承受的选择压力。举个例子,白蚁能够修建壮观的蚁穴,甚至有些还能在蚁穴内种蘑菇。改变和利用栖息地的能力使白蚁在自我保护及食物和水的供给方面获得优势,这是它们无法直接从外界获取的。河狸常常沿河而居,但与河流相比,湖泊的生态条件更加适合它们。众所周知,河狸会在河上修筑堤坝,由此形成小型湖泊,供它们居住和使用。令人惊讶的是,生物内部也存在生态位构建现象！寄生虫并不只是躲避人体的防御机制:它们会控制我们,以便更好地利用人体或进行生殖。

在治疗方面,重要的是知道肿瘤会操控它所处的微环境这一事实:如果治疗癌症难以开展,能不能对其所在的环境下点功夫？在生态学家和进化生物学家看来,这一策略似乎非常明智。就像为了消灭某地的蚊子,调整幼虫栖息地的水利管理模式比尝试一只一只地杀死蚊子更加有效。

战争期间,当入侵者占领新的领土时,会发生什么？历史反复告诉我们,敌军往往会驻扎下来,迅速强迫当地居民为其工作或者归顺他们。癌症也是如此,原因在于,它与寄生虫一样不能自给自足。大量研究明确表明,癌细胞发出信号,吸引肿瘤中的健康细胞,强迫对方与自己合作。肿瘤细胞雇用、利用、破坏健康细胞,总而言之,控制它们以满足自己的需要。这种操控行为有其生物化学依据:要获得健康细胞的信任,就必须用对方能够理解的语言向其发送信号,令其为癌症装置提供补给。这依然是工具的挪用。我们甚至可以说,癌症是一种与分子对话传输有关的疾病。超过半毫米的肿瘤需要营养物质和氧才能继续生长。为此,出于自身利益,它们分泌出有助于新血管生长的分子。这一现象为治疗提供了灵感。相关治疗方法被称为抗血管生成治疗,涉及的药物有贝伐珠单抗和舒尼替尼。它们能够阻止血管生成以求"饿死"肿瘤。其他健康的细胞,如处于高度控制之下的成纤维细胞,被科学家称为癌症相关成纤维细胞(CAF)。此类细胞在肿瘤中最为常见,持续被肿瘤细胞发出的化学信号激活。癌症相关成纤维细胞原本在组织的网状结构中扮演着支持者的角色,但在癌细胞的支配下,它们参与构建一个有利于肿瘤发育和转移的环境。此外,这种支配不可逆,一旦发生,癌症就成了癌症相关成纤维细胞的"新老板"。法国居里研究所的梅希塔-格里戈里乌(Fatima Mechta-Grigoriou)等科学家认为,重要的是查明癌症相关成纤维细胞为何利用且如何利用自身的物理属性和生物属性与肿瘤细胞发生相互作用。

免疫系统是癌细胞的头号劲敌,但癌细胞却能成功使其保持沉默,甚至将其挪为己用,令自己更好地生长。2015年,同样来自居里研究所的法尔热(Emmanuel Farge)团队在英国著名杂志《自然》(Nature)上发表研究成果,指出了另一种操控,即通过逐渐施加物理压缩导致癌变。事实上,当肿瘤细胞增殖并形成一个越来越庞大的团块时,必然会向周围局限在大小固定的器官中的健康细胞施加物理压力。这种简单的空间压缩似乎导致健康细胞逐渐走上向肿瘤细胞转换的道路!该团队还破解了受压缩健康细胞被级联激活的分子通路,尤其是导致健康细胞转化为癌细胞的分子通路。一个重要的事实是,变成肿瘤细胞的健康细胞始终与强迫健康细胞发生有害蜕变的初始肿瘤细胞有所不同。因此,必须将真正的敌人与其为了自己的事业而招揽的"同伙"区分开来。

从理化变量上看,肿瘤环境是一个在许多方面都极其特殊的栖息地,如10倍于普通细胞环境的酸性条件及微弱的氧供应。肿瘤对栖息地参数的调整可以确保该环境为其所专有,因而被自然选择保留。新的环境条件让健康细胞难以忍受,便于肿瘤侵袭。癌细胞具有极强的变异性,所以更容易适应新环境。使环境条件变得恶劣从而排除其他个体的策略同样不只存在于癌症。比如,有好几种植物通过改变环境,给对手带来不利影响,从而间接地获得优势。它们会释放类似除草剂的植物毒素,杀死其他植物。

在肿瘤内部,与周围血管的不同距离形成了一个结构严密的生态系统。莫非特癌症中心的研究人员将这些血管比作沙漠地区的河流。在河边,我们可以找到大量喜湿的植物,它们具有很强的空间争夺力且仅在资源丰富的环境下生长。在距离河流几十米的地方,植物密度下降。生活在此的植物做出相应的适应,以利用资源丰富度较低、竞争者中度饱和的环境。如果继续朝着远离河流的方向走,我们就会发现植物不再需要竞争力,因为植物密度已变得很低;但是,它们需要对缺水环境具备较强的适应力,特别是根要扎得很深,结构要适宜摄入露水,能获取稀有的营养物质。超出这个区域,就是一片沙漠了。在血管周围,我们也发现了相同的梯度变化。最贴近血管的是对葡萄糖和氧具有较强依赖性的癌细胞,略远的是能够适应资源贫乏环境的癌细胞,最后是任何细胞都无法生长的坏死区域。这再次证明癌症相当于一个生态过程,受到与其他生物系统相同规则和限制的支配。这也是为什么在个体化医学越来越受重视的背景下,景观生物学的技术和概念也能用于对肿瘤进行细致的描述。

◇ 第九章

治疗为何失败

许多抗癌治疗旨在杀死癌细胞。当方法有效时,随着一次又一次治疗,体内的癌细胞数量下降,患者情况好转。有时候非常幸运,癌细胞均被杀死,癌症治愈,这种情况被称为"完全缓解"。在阅读下面的内容之前,我们必须强调这一点,请大家牢记。

遗憾的是,有时候胜利只是暂时的,到后期,治疗的效果变差,甚至完全失效,抑或癌症突然复发,宣告最初的治疗失败。究竟发生了什么?用进化的眼光看待这一现象,可以清楚地看到,治疗从各种各样的变异体中选择出那些具有耐药性的变异体,带来了复发风险。

耐药性选择是癌症治疗面临的一个严峻问题。在大多数情况下,它将夺走患者的性命。虽然治疗能尽可能多地杀死癌细胞,从而延长患者的性命,但耐药细胞有时常常在治疗开始前就已经存在于肿瘤之中。如果发生这种情况,治疗将逐渐陷入绝境,这是因为治疗会选择出这些具有耐药性的细胞,并为它们专门开辟一条道路,使它们能够在没有竞争者的情况下增殖。之后,如果没有其他治疗手段,医生就只能无能为力地看着这些细胞大量增殖,直至患者死亡。

尽管这纯粹是一个进化选择问题,但在有关耐药性或癌症复发的论文中,使用进化生物学术语的不足1%,而且这一情况自20世纪80年代起就未曾改变。即使到现在,在评估抗癌治疗的有效性时,仍是基于摧毁已有肿块的能力,而非患者的长期生存状况。然而,这二者并不一定具备关联性。我曾经通过母亲的患癌经历观察了耐药性选择。当时,她的病情已经到了使用任何化疗手段都面临同一结果的程度。我不想责怪任何人。那时,我自己也坚持不惜一切代价进行尝试,这是因为她对治疗的反应总是很好。当大批转移到脑膜的癌细胞被杀死后,我的母亲恢复了健康。她重新开始行走,还能够进行做饭、洗碗这样的日常活动。然而,几个月后,她又开始失去平衡,越来越容易摔倒。对耐药变异体的选择已经在进行之中而且无法逆转。生命开始走向终结。

一些从头开始跟踪白血病进展的研究指出,最后数量最多且杀死患者的变异体,却是在一开始数量最少的变异体之一。为了防止患者过快死亡所采取的治疗方法逐渐使该变异体成为数量最多且致命的。因此,在开展治疗之前,先要查明耐药变异体是否已经存在于肿瘤之中。如果不存在,我们可以寄希望于治疗将癌细胞全部杀死;如果变异体已经存在,那么治疗反而有可能促进肿瘤的生长。癌症被发现得越晚,肿瘤内变异体的种类可能就越多,因此存在耐药变异体的概率也就越大。这在一定程度上解释了为什么儿童癌症的治疗效果普遍好于成人癌症:儿童年纪小,患癌部位的肿瘤存在的时间比成人短,这些刚刚出现不久的肿瘤还没有那么多的时间变得多样化。因为变异性较低,所以根治更为容易。

当然,理想的情况是拥有更多的抗癌分子,将癌细胞全部消灭。这说起来容易,但考虑到肿瘤内有数十亿个变异体,做起来就难了。未来,我们或许能够做到这一点,但是现在,一旦癌症进入某一阶段,情况就完全不是这样。这也不是癌症独有的问题:人们试图使用各类药剂如杀菌剂、除草剂、杀虫剂、灭鼠剂,来解决困扰,但最后都以耐药性选择而告终。这些基本的战术策略忽视了自然选择和进化的存在。

适应疗法是一场革命吗

正因如此,癌症专家兼进化论者盖滕比断言,一旦癌症由于变异性而无法根治,不要再进行这一尝试,否则我们可能面临耐药变异体的选择,并陷入上文提到的绝境之中!必须调整策略,使用适应疗法。

该疗法依据的观点可以概括为:既然不能消灭敌人,那就应该留下一些竞争者以削弱敌人的实力,毕竟"敌人的敌人就是朋友"。在不进行治疗的情况下,耐受化疗的癌细胞在与对化疗敏感的癌细胞的竞争中往往不具优势,因为获得耐药能力需要做出代价高昂的适应,而且对增殖不利。大化疗消灭了所有的敏感细胞。它不仅没有杀死耐药细胞,还为它们扫清了对手。一开始,由于体内的癌细胞数量下降,患者很快好转。但是,这一阶段持续不了很久:耐药细胞仍存在,且不再有对手可以阻止其增殖。相反,只消灭一部分敏感细胞的小化疗具有两大优势:肿瘤的大小相对稳定,而且耐药癌细胞因与存活下来的敏感细胞之间保持着竞争而受到控制。

该方法的原理是保留耐药细胞与敏感细胞之间的竞争环境,宁愿少量多次注入药剂,也不一次性施加过大的化疗压力,即避免触及可承受的最大剂量。在使用理论模型和小鼠进行测试之后,这种基于进化生态学原理的治疗方法如今已在莫非特癌症中心进行了多次临床试验。该疗法不仅能够使肿瘤状态保持稳定,而且由于减少了用药剂量,患者更易接受。它证明,与癌症共存的结果比将其赶尽杀绝更好。因此,我们可能有必要改变对癌症的看法:它不是一个有待彻底消灭的敌人,而是一个力求控制在无害水平的麻烦。我们接下来还会谈及这一逻辑,它要求采取防止癌细胞进化的治疗方法。

免疫系统是否会阻碍我们进行自我防护

感染、免疫系统、癌症之间的关系错综复杂,有时会产生一些古怪且惊人的相互作用,导致癌症自然消退。免疫疗法的起源始于1893年的纽约。科利(William Coley)是一位杰出的骨外科青年医生。他的第一名癌症患者叫达希尔(Elizabeth Dashiell),只有17岁。她的去世给科利带来了巨大的影响。达希尔右手罹患骨癌,出现尤因肉瘤。科利不得不切除她的右臂,但为时已晚,癌症已经转移,并在几个星期后夺去了她的性命。年轻的医生感到非常沮丧。他一头扎进纽约癌症医院(New York Cancer Hospital)的档案馆,仔细查阅所有资料,希望通过信息比对找到可能的解决办法。他发现,一名同样长有肉瘤的男性患者在经历丹毒*和随之产生的高热后,肿瘤的体积不可思议地缩小了。科利拜访了这名居于曼哈顿的患者,发现此人确实已经痊愈。于是,他继续查阅资料,又找到了47个感染后癌症消退的病例。因此,他相信其中存在某种因果关系,并决定主动为癌症患者接种引起丹毒的链球菌。1891年5月2日,科利医生为一名35岁的患者进行了局部链球菌注射。该患者的颈部和右侧扁桃体长着无法通过手术切除的肉瘤,被认为无法治愈。2个星期后,他的肿瘤消失了,虽然在这期间他险些因为感染而死亡。此后,他又活了8年,直到因癌症复发而死亡。

为了规避活体链球菌注射带来的危险,科利开发了一种死菌混合物,如今它被称为科利毒素。这杯"鸡尾酒"通过注射进入人体,直至引起发热。它的效果已在大量病例中得到证明,其中包括一些转移癌。科利医生不断优化他的治疗方法,包括明确发热期的最佳持续时间、反应最明显的癌症种类等。最重要的是,他证明了用死菌刺激免疫系统可以提高免

* 一种由酿脓链球菌(*Streptococcus pyogenes*)引起的浅表皮肤感染。

疫系统对抗肿瘤的有效性。尽管随着化疗和放疗的出现,科利医生的研究已被人们遗忘,但他为之后的免疫疗法奠定了理论基础。该疗法的目的在于解除阻碍免疫细胞有效攻击癌症的限制。

受科利及其毒素启发而形成的免疫疗法如今仍然有很高的热度。由于肿瘤和免疫系统之间的关系远没有被彻底厘清,所以继续加以研究很有必要,尤其是我们还要用进化的眼光支持这一方法。免疫系统本应保护人体,抵御包括癌细胞在内的入侵者。然而,癌细胞发生了进化,有时它们具有隐匿性,或者无法被识别。讽刺的是,这种进化并非癌细胞自己的选择。事实上,正是人体免疫系统对癌细胞的追捕,使那些成功逃脱的癌细胞受到偏爱,不由自主地推动了癌细胞的发展。体细胞再一次因为防御机制的压力而发生了进化。这一选择过程被称为免疫编辑(immunoediting)。它包括3个特征分明的阶段:消除,平衡,逃逸。在平衡阶段,癌细胞的增殖和消除相互抵偿。如果能够停留在这一阶段,那真是太幸运了。然而,这种平衡并不稳定。一旦具有隐匿性或无法被识别的变异体出现并填补了空缺,那么免疫系统的追捕将逐渐导致癌细胞逃逸并增殖。

人体免疫系统的行为有时会让免疫学家感到困惑。它在癌细胞消除方面似乎效率不高,甚至反过来保护肿瘤并帮助其侵袭。我们能够修正这一行为吗?免疫学家正致力于提高人体的免疫效率,从而消灭更多的癌细胞。2017年秋天,我参加了多纳迪厄(Emmanuel Donnadieu)的一场讲座。他是一名杰出的免疫学家,在法国科尚研究所(Institut Cochin)工作。这位授课水平极高的教授播放了几段视频,展示了免疫系统内巨噬细胞阻止负责细胞免疫的T淋巴细胞杀死癌细胞。我承认当时我惊呆了。这一现象不仅能启发我们要从让巨噬细胞失效的角度开展治疗,还能帮助我们思考促使巨噬细胞做出这种奇怪行为的原因。人体防御机制为什么要阻碍自我防御?

尽管其中部分原因可能与前章提到的操控假说有关,但是我和多纳迪厄、盖滕比及其他同行认为，它或许还涉及某种天然的适应治疗，即一套与生俱来的耐药性管理方案。按照适应疗法的逻辑，如果免疫系统消灭了它看见的所有细胞，那就是一场悲剧，这会给具有隐匿性的细胞可乘之机。耐受人体防御系统的细胞和其他细胞有着相同的需求，因此，它们无论如何都会与看得见的细胞进行竞争。如果我们看不到敌人，无法消灭它，不如给它留下竞争者，从而削弱其实力。

那么，这套耐药性管理方案如何发挥作用？癌症是人体防御系统的头号敌人。双方之间最大的区别在于，我们的防御机制自癌症在前寒武纪出现以来一直处于进化之中，而癌症每次都是一段新的故事，只经历过几年的进化，除非是我们之后将会讲到的传染性癌症。因此，人体防御机制可以从漫长的跟踪观察中获益，而且自然选择在很大程度上调节了癌细胞的消除率，使选择价值最大化。因此，不彻底消除癌细胞或许是一种恰当的做法。别忘了，自然选择使生殖处于最佳状态，而不是直接利于生存。如果这套耐药性管理方案确实存在，那么它能保护人类免遭癌症带来的负面影响，尤其是在我们还具有生殖能力的阶段。

免疫疗法的未来

如何看待那些强迫免疫系统杀死比预期更多的癌细胞的治疗？如果这种限制来自癌症的操控，那我们有理由消除这种适应。反之，如果这是宿主做出的适应，那要注意了，通常来说，违背自然发生的适应往往会带来健康风险。由于不良反应可能非常严重，所以必须准备补充解决方案。举个例子，发热是人体为了使环境不再适宜病原体生存而做出的适应，但如果没有同时使用抗生素杀死细菌，单纯退热的后果可能会很严重。因此，在操控免疫系统使其向计划以外的方向发展时，必须慎重。此外我们发现，对一些患者而言，免疫疗法会加速对耐药变异体的选择。

　　然而,慎重的态度并不妨碍我们对免疫疗法抱有信任。在多种因素的加持下,该疗法前景广阔。得益于科学的进步,人类发明了生命发展史上前所未有的工具,它们既能治疗疾病(如通过外科手术治疗阑尾炎并取得良好的效果),又能处理产生的不良反应。就像发热如今已经不会引起太大的担心。虽然自然选择使生殖处于最佳状态,但生存才是人类关心的问题。一些目标已经不是或者不再是人类的追求,因此只知道如何达成这些目标是不够的,但这可以指引我们思考另一条途径:只要人具有生殖能力,天然的耐药性管理能力就能有效地抵御癌症,那么有没有可能设计治疗方法以延长它的保护时间? 毕竟,延长现有适应的有效期要比发明新的解决方案更加简单,况且新的解决方案即便有效也会与天然的适应产生冲突。

　　许多免疫学研究探索的是免疫系统与癌细胞之间的关系,仿佛这种关系已脱离了它所处的整个相互作用网络。诚然,为了剖析一种现象,科学家常常需要研究各个组成部分,但我们是否为了研究免疫与癌症之间的关系就能掩盖一个事实:现实生活中,人体免疫系统既要面对癌细胞,又要面对真菌、病毒、细菌、寄生虫等大量试图攻击人体的病原体。

　　这并不难理解,这些生物与免疫系统之间的冲突每天都在人体内上演。现实中,个体要管理大量的功能,首先是生殖,此外还有机体的维护和修复,而且为达成某一目的所消耗的能量无法再用于其他任务(如免疫),这也是不能忽略的。同样,免疫需要消耗大量的能量和资源,它将限制原本可以用于生长、生殖、躲避捕食者等其他重要功能的投入。在实验中,如果在鸟不知情的情况下向它们的巢中额外放入一些鸟蛋,以提高生殖成效,我们会发现,在照顾子女上投入过多而过度疲惫的亲鸟更容易感染传染病,原因在于,它们的免疫系统失去了一部分用于维持运转的资源。反之,常常暴露于感染之中的个体也没有那么多的资源和能量用于生殖。法科研中心生物地球科学实验室高级研究员莫雷(Yannick Moret)

指出,在不给大黄蜂食物的情况下,被注射抗原激活了免疫系统的个体比其他个体存活时间短,这是因为它们的免疫系统消耗了很大一部分代谢资源。另一个有趣的地方是,尽管消耗量都巨大,但注射的抗原不同,免疫系统被激活的部分也不同。生长发育也与免疫应答和其他功能之间的妥协有关,因为它同样需要消耗大量代谢资源。西班牙生物学家索莱尔(Juan José Soler)给喜鹊的雏鸟服用一种氨基酸,它能够刺激免疫应答,但无法供给大量能量,于是,摄入该氨基酸的雏鸟生长发育迟缓。此外,雄性华丽外表等第二性征的表达也需要消耗大量资源,它同样免不了与免疫功能达成妥协。举个例子,一些乌鸦被注入绵羊红细胞悬液,以激活它们的免疫系统。3个星期后,这些乌鸦的喙变得非常苍白,而作为对照组的乌鸦仅被注入生理盐水,它们的喙呈现明亮的橙黄色。

这些妥协无处不在,支配着生物的运转。研究免疫系统与多种妥协之间关系的学科被称为免疫生态学。该研究领域旨在查明自然选择过去和未来如何确定生物在免疫功能中的投入。除资源分配外,免疫系统的进化还为了识别和区分"自我"和"非我",避免自相残杀。然而,免疫系统在识别方面的性能有限,如果错误重复出现,有可能罹患自身免疫病,也就是说免疫系统会攻击"自我"!从进化角度看,这种风险无法忍受。与其冒着自我毁灭的风险,不如降低保护的强度。然而,人体防御机制喊出不要伤害"自我"的口号也给与健康细胞相似的癌细胞带来有利条件。于是,我们受到了欺骗,出现免疫耐受。

尽管大量免疫生态学研究已经展现了寄生限制的重要性,但它在癌症研究方面仍是一片空白。如上文所述,免疫系统每天既要面对病原体又要应付癌细胞。因此,人们可能会产生这样的疑问:一心能否二用?在现实中,答案明显更加复杂,但是这个疑问是合理的。在免疫系统内部,各方之间都在妥协。基于这一逻辑,年轻的学者雅克利娜(Camille Jacqueline)通过实验指出,罹患癌症的果蝇如果感染不同的传染性病原体

（真菌、病毒、寄生虫），癌症的走势将发生变化。她的实验至少表达了重要的两点：第一，由于免疫系统内部发生的妥协，有的传染性病原体能提高免疫系统对抗潜藏于体内的癌症的效率，有的则相反，会降低效率；第二，一些常规的传染性病原体，也就是除典型的致癌物以外的传染性病原体，能影响人体内现有肿瘤的发展。

一个新的研究领域就此形成，用来回答一些简单但非常重要的问题，比如，每年得一次流感或支气管炎是不是一件好事？既然对一种感染的免疫能够持续数年，那么是否存在能长期抵御癌症的感染？如果存在，这种保护的效率如何？

由于免疫系统与其他功能之间存在妥协，我们常常需要在寄生风险和额外的麻烦之间做出选择。面对癌症时，我们可能也要进行这样的选择，而且上文提到的寄生虫相关实验都能在肿瘤的生长发育中找到类似的情况。我们逐渐意识到，要想完全明白免疫系统与癌症之间的关系，应当将其融入整个选择图景之中去理解，因为这种关系自多细胞性出现之时就已经存在。关于癌症的免疫生态学是一个全新的研究领域，无论在基础研究还是应用医学方面都取得了丰硕的成果。

◇ 第十章

与癌细胞共生

　　包括人类在内的多细胞生物并非独立的实体,而是共生功能体(holo-biont)。在希腊语中,"holos"的意思是"全部","bios"的意思是"生命"。也就是说,构成人体的除了我们自身的细胞外,还有大量的微生物和寄生虫。我们体内的细菌甚至比我们自身的细胞还要多。读到这里,你的脑海中一定会浮现一个疑问:这些细菌是否会影响致癌过程? 如果是,它们会在怎样的条件下从哪方面影响? 应避免这一现象发生还是视情况促进它的出现?

　　鉴于细菌的种类超过500种,数量达到40万亿个(仅重2—3千克),微生物群越来越多地被用于研究肥胖、精神疾病等健康问题。呼吸道、消化道、泌尿生殖道、表皮等都有相关的微生物群。甚至对于双手来说,由于用途有差异,左右手的微生物群也不同。因此,人体实施的癌症监测会受其影响也就不足为奇了。研究人员已开始识别维持人体免疫系统对癌症保持警惕的有益细菌。

　　反之,微生物群构成失衡也就是所谓的生态失调(dysbiosis),按理说有助于癌症尤其是肠癌的发展。饮食在人体菌群结构和动态方面扮演着重要角色,我们有理由相信,在抑制癌症风险的饮食习惯中,一定存在能保护微生物群质量的机制。事实上,越来越多的研究正朝着这个方向努力。即便是一些微小的饮食习惯调整，只要持续2周，成效立刻能在微生物群中有所体现。从长期看，相关变量或许能起到保护作用，抑或相反，推动癌症的发展。由于过量摄入存在于即食食品、糕点、黄油、奶酪和猪肉制品中的饱和脂肪酸，实验室小鼠出现生态失调，罹患结直肠癌的风险因此提高。在这种情况下，肿瘤出现的同时，小鼠粪便内的丁酸盐水平也会降低。这种脂肪酸通常由膳食纤维经结肠处的细菌发酵而成。当控制患病小鼠的丁酸盐水平，从而模拟微生物群的失衡状况有所缓解时，肿瘤明显变小。2015年，一支德国团队发表的研究指出，小鼠因过度摄入饱和脂肪酸而患上结直肠癌，将其肠道微生物群移植给饮食正常但具有结直肠癌遗传预先倾向性的健康小鼠，足以令后者患上癌症。这再次证明，微生物群是问题的关键。如果给原先的患病小鼠服用抗生素以治疗生态失调，即使它们的饮食含有过多的饱和脂肪酸，肿瘤的生长也能被阻断。

微生物群不仅关乎患癌风险，还能影响治疗的效果。最近，免疫疗法与某些肠道菌群之间的密切联系已经得到证明。法国国家健康与医学研究院（INSERM）与法国古斯塔夫·鲁西研究所的研究人员发现，使用抗生素会杀死人体微生物群中的部分细菌，从而大大改变免疫疗法的治疗效果，这至少部分解释了为何一些人对这类疗法的反应好于其他人。当前的研究已经开始识别哪些菌株推荐使用、哪些菌株不推荐使用，以便让治疗发挥作用。在不得不使用抗生素的情况下（如出现伴随感染时），我们可以实施粪便移植，以改变同时接受抗生素疗法和免疫疗法的患者的微生物群：注入健康个体粪便的细菌悬浮液，使患者的微生物群恢复平衡。虽然该技术可能让人费解，但由于微生物群的重要作用，移植往往效果很好，而且在诸多健康领域都有广阔的应用前景。

最后，在某些情况下，向肿瘤注入细菌能够增强对癌症的免疫应答。这种形式的免疫疗法经常使用沙门菌，该菌种与其所进入的肿瘤之间存在一种天然的亲密关系。不过，治疗用的沙门菌经过遗传修饰，能分泌一种水生微生物蛋白——鞭毛蛋白 B(FlaB)。当这些细菌 "特洛伊木马" 产生了这种外来的蛋白质后,处于埋伏状态的巨噬细胞便开始采取行动。它们对制造鞭毛蛋白 B 的区域发起攻击,从而缩小肿瘤体积。

越来越多的研究表明,自然选择对人类进行优化的目的不是杀死癌症,而是忍耐癌症。这种忍耐或许能够解释为何我们在消灭 "螃蟹" 方面表现不佳。几年前,里德(Andrew Read)教授针对寄生虫问题引入了对生物入侵者的忍耐概念。他来自新西兰,现任教于美国宾夕法尼亚州立大学,是全球最杰出、最富创造力的生物学家之一。他从进化视角对生物世界及其运转提出了惊人的见解。他对人体病理学的关注已有数年之久,实乃人类之幸。他和当时的合作者提出了如下观点:免疫系统的工作绝不是免费的,攻击寄生虫的成本很高,鉴于此,在能量消耗和进化论层面,等价选择是修复寄生虫造成的破坏,而不是杀死它们。

如果情况属实,自然选择在某些情况下就不得不考虑这一选项。举个例子,如果感染华支睾吸虫,杀死该寄生虫和修复它在肝部破坏的区域,在能量消耗上可能是等价的。当二者带来的生殖成功率也相同时,这两种策略都可以选择。然而,二者的进化结果差别很大。在采取反抗策略的情况下,寄生虫受到攻击,于是它为了绕过攻击开始进化。结果,宿主与寄生虫之间展开了一场进化生物学意义上的 "军备竞赛"。在采取忍耐策略的情况下,这种效果会减弱,因为宿主只是修复损伤,不会直接攻击寄生虫。同理,我们可以想见,假如在进化层面,攻击癌症并不改变生殖成功率,自然选择也不会让人体防御机制对癌症发起系统性的攻击。

既然人体防御机制采取折中的办法,只杀死部分癌细胞,我们就回到了上文提到的天然适应疗法这一概念。在所有的案例中,我想用一些发现较晚、体积较大的脑瘤作为例子。这类肿瘤长得极慢,以至于大脑可以不断修复肿瘤生长造成的功能障碍,从而维持脑的功能,直到它再也无法做到这一点。只有到此时,患者才会感到不适并因此求医。许多癌症悄无声息地发展,在进入晚期前都不会出现很强的症状。忍耐现象在其中发挥的作用有待查明。梅利等研究人员强调,由于最终令患者感到痛苦并引起死亡的是癌症造成的功能障碍,而不是癌症本身,所以,除了通过治疗清除癌细胞外,我们还可以更多地研发一些疗法以修复癌细胞造成的损伤。

另一个天然忍耐癌症的方法是投入更多的资源用于生殖,也就是在死亡前尽可能多地生育后代。这种忍耐形式可能是自然选择的结果,并非真的适合人类,但被动物加以利用。我和同事,法科研中心进化、基因组、行为与生态实验室高级研究员梅里(Frédéric Mery),在昆虫体内人为地引发了癌症,发现这些昆虫没有对抗疾病,而是赶在因癌症早逝前更加努力地生殖;与健康的雌性个体相比,罹患癌症的雌性个体平均提前2天产卵。为了让健康的个体患上癌症,我们向它们施加了1小时15分钟的热冲击,以激活2个致病基因。请注意,这一做法并不适用于所有飞虫,它只适用于基因被研究人员修饰过的个体(出于研究目的而诱发癌症)。我们的实验用的是常见的小型双翅目昆虫——果蝇,之所以全世界的研究人员都使用果蝇作为生物模型,是因为我们对其基因组非常了解,可以像玩乐高积木一样任意修饰,这对疾病研究来说非常实用。

这种影响生殖努力分配的能力是一种对资源的再分配,在科学上被称为表型可塑性。有趣的是,它常见于那些感染寄生虫而寿命缩短或逐渐丧失生殖能力的动物体内。比如,吸虫能在部分水生蜗牛的生殖腺内生长,使其逐渐丧失生殖能力。因此,感染了吸虫的蜗牛会在其生殖能力完全丧失即进化意义上的死亡之前,紧急将卵全部产下。一些感染了疟原虫的蚊子也是如此:疟原虫是疟疾的病原体,被感染的雌性个体平均提前2天产卵。植物界也存在这一现象,它甚至成了园丁的秘密手段:处于应激状态的植物往往能够更快地产生种子。

从机械论角度看,提前生殖似乎是经过深思熟虑的预先行动,但它并非如此,而是自然选择的结果。这些被保留的适应能够在收到代表寿命缩短或生殖能力减弱的明确信号(感染、癌症)后,启动提前生殖程序。

从长期看,这种可塑性响应反而会提升群体发生先天性致癌突变的频率。在某些情况下,癌症的出现归因于这些代代传递的突变。尽管研究进展迅速,但是按照目前的认知水平,只能认定5%的癌症与先天性突变有关,而在绝大多数情况下,癌症还是由衰老或接触诱变剂(阳光、烟草等)导致的突变引发。先天性突变存在于身体的每一个细胞内,但是,相应的患病基因(约有100个)在某些组织内的表达更加活跃,因此它们引发的癌症具有局部性。如果携带先天性突变的个体在癌症出现前就进行了生殖,这就意味着它们更有可能把自己的突变传给下一代。这又一次证明了对个体有益不代表对群体有益。自然选择使个体的生殖成功率最大化,但它并不考虑群体或物种的利益。此外,当自然选择的影响有所减弱时(如科技进步改善了人类的生活条件,提高了治疗的效率),我们发现,有害的先天性突变在群体中的出现频率有所提高,这导致相关的病理性紊乱同步提升,如某些肥胖症类型、1型糖尿病、癌症。因此,仅治疗症状却没有用健康基因替换致病基因的药物可能对个体有益,但从长远看,会对群体产生负面影响。

◆ 第十一章

有害机制

什么是"拮抗多效性"（antagonistic pleiotropy）？这个复杂拗口的术语指的是一种难以置信的恶意机制，它使遗传性致癌突变的发生频率高于预期。当一些基因能直接或间接地带来生殖优势时，会受到自然选择的偏爱，即使将来造成不那么愉快的后果，只要净效应是有利的，自然选择就会不顾一切地选中这一选项。

具有双面效果的基因确实存在。它们在个体生命初期具有正面影响，之后却带来负面后果。举个例子，在剑尾鱼属（*Xiphophorus*）的天然种群中，雄性个体往往长有黑色素瘤，这是一种致命的皮肤癌。然而，引发这一癌症的基因却能让携带者在早期长得更好，斗志更强。它们可以更好地保护自己的领地，因此更容易受到雌性个体的青睐。于是，哪怕寿命较短，但与其他个体相比，携带这些恶性突变的剑尾鱼拥有更多的后代，而且会将这种具有双面效果的基因传给下一代。因此，自然选择难以在剑尾鱼的天然种群中消灭黑色素瘤的致病基因。这一案例再次印证了一点，自然选择不会使生存处于最佳状态，但肯定会促进生殖最大化。不过，在这个生物系统中，我们可以想见的是，随着时间推移，一些所谓的补偿性突变将被选中，以延长患病个体遏制疾病的时间。这样，携带有害突变和补偿性突变的个体便可以做到"鱼和熊掌兼得"。

　　就连性选择也有可能偏爱提高患癌风险的多效基因。在进化论中，性选择作为自然选择的补充，有利于个体生殖和接触性伴侣。事实上，有些身体性状难以用自然选择来解释，它们带来了许多负面影响，不利于携带者的生存。产生这些性状需要消耗大量的能量，而且会使个体更易受到捕食者的侵害。鹿角就是一种不利的性状。当一头鹿面对狼群，需要尽快从森林中穿过逃跑时，鹿角就会成为阻碍。同理还有雄鸟的艳丽羽毛：长出这些羽毛要消耗大量能量，还会令猎物更加醒目，更易被捕食者发现。达尔文曾经指出，这些性状之所以被进化无条件保留，是因为它们为携带者带来了生殖优势。对鹿而言，鹿角是一种武器，能在战斗中提高竞争力，还能向异性证明自己拥有良好基因，从而吸引异性伴侣。这就是不利条件原理（handicap principle）：雄性个体之所以"穿戴"一些生产成本高昂且招摇的装饰物，是因为这些是其拥有良好基因的证明。至于雌性个体，它们在生殖潜力上受到的限制多于雄性，所以通常拥有选择伴侣的特权，重质不重量。也就是说，雌性更愿意与能将良好基因传给后代的雄性交配。

　　然而，性选择可能很快就暴露出有害的一面。与剑尾鱼中的情况一样，它会偏爱初期有益但会提高患癌可能性的性状。如果雌性个体偏爱具有致癌能力的性状，雄性个体可能会落入性选择的陷阱。睾酮过量会促进雄性个体罹患前列腺癌的说法虽有争议，但是时有听闻。与此同时，睾酮水平能干预性伴侣的选择：它会对一些身体性状，如肌肉系统、部分面部特征、声音等造成影响，这些性状都将影响雌性个体的偏好。以袋獾为例，雄性个体在相互撕咬时会感染传染性癌细胞。可它们为了接近雌性个体并繁殖，又必须用獠牙决斗。因此，在这种情况下，自然选择不可能选中那些爱好和平、不受癌症困扰的雄性：这些个体无法交配，不能将不好斗的基因传递给后代。按照这一观点，处于统治地位的袋獾，也就是那些最好斗的个体，往往最有可能罹患疾病。因为它们咬过其他所有个体,所以面临极高的感染风险。

至于人类,自1998年起,我们知道了*BRCA1*和*BRCA2*基因突变将大幅提高女性罹患乳腺癌的风险(男性也如此)。大约0.2%的女性可能是*BRCA1*或*BRCA2*基因突变的携带者。安吉丽娜·朱莉(Angelina Jolie)正是因此接受了预防性的双乳切除手术。这位美国女演员在接受基因检测后,发现自己携带某种形式的*BRCA1*突变。手术使她的患癌风险从65%降至5%,同时还降低了像她母亲那样罹患卵巢癌的可能性。携带*BRCA1*和*BRCA2*突变的家庭成员平均拥有更多的孩子,而且2次生产的间隔较短。犹他大学的史密斯(Ken Smith)教授对一群摩门教女性进行了长期随访。他指出,受到突变影响的女性拥有更强的生殖能力作为补偿。原因尚未完全查明。和*TP53*一样,*BRCA*也是一种抑制肿瘤生长的基因。在癌症进化生物学专家阿克蒂皮斯(Athena Aktipis)看来,患有突变的女性可能不太抑制胎盘等生殖组织的侵袭,否则不利于胚胎着床。

一些科学家认为,拮抗多效性或许还能解释一个现象,即出身于热带地区但现居北温带的人更容易患癌或病情更重。他们的免疫系统经过进化,能够频繁地做出强有力的应答,以便应对热带地区反复出现的寄生虫攻击。个体要想活到生育年龄,这种适应必不可少,但它也产生了促进癌症发展的炎症反应。在人类进化史的大部分时间里,这并不构成问题,原因在于,男性和女性往往活不到为应对传染病所做的适应能带来癌症烦恼的年纪。很明显,当个体迁移到传染病问题大幅减少且医疗水平较高的地区后,这种超强免疫力不仅不能表现出任何优势,还会提高患癌的风险。然而,一些研究指出,为适应寒冷地区或高海拔地区所做的改变未来也会引起癌症损伤。拮抗多效性出人意料地证明了个体利益与基因利益之间的冲突。

这个例子还展现出,进化生物学家所说的局部适应对人类影响之深刻已经达到了何种程度。虽然人类的相关案例有很多,但制药业却鲜少考虑这一点。大部分药物是对白种人进行测试,然后投入研发,并且这里说的"人"是指男性。尽管两性在生物学上存在根本差别,测试的药物是针对女性的,医药研究通常还是将男性作为人体的生理标准。谁都有可能罹患癌症,而且个体化药物越来越多地被提及,因此有科学家哀叹,抗癌疗法的研发依然将部分特定人群排除在外。在人类族群的尺度上,上述思考也是成立的。在不考虑社会经济变量的情况下,不同种族所患的癌症具有鲜明的特点,如癌症转移所偏好的部位就存在种族差异。

◇ 第十二章

皮托悖论和大象的秘密

并非所有动物都对癌症具有相同的易感程度。相关研究围绕皮托悖论展开。这一名称取自提出该理论的牛津大学医学统计学和流行病学教授皮托(Richard Peto)。观点很简单:如果癌症主要由一个脱轨的细胞引发,那么可以推知,生物体型越大也就是组成细胞越多(一头蓝鲸的细胞数量是一只小鼠的700万倍)、寿命越长(鲸的寿命接近100年,而小家鼠的寿命只有3—4年),它罹患癌症的可能性就越高,这是因为每一次细胞分裂都有可能朝着有害的方向发展。

在同一物种内,该预测已经得到证实:体积最庞大的个体通常比最小的更容易受到癌的袭击。多项以人和狗为对象的研究指出,癌症风险常常与体型呈正相关。大型犬最容易罹患骨癌,原因在于,人类施加于犬只身型的高强度人工选择开展过快,以至于自然选择偏向的抗癌适应不足以消除急速增长的选择压力所带来的负面影响。此外,伴随这些选择而来的近亲繁殖也不会改变相关趋势。然而,当我们对比不同物种时,这种关系却消失了。研究并未发现癌症的发生与体型、寿命之间存在任何联系。尽管弓头鲸和大象的体型都很庞大,但它们不患肿瘤,这间接证明了它们具有很强的抗癌能力。

进化仍然是这一悖论存在的原因。拥有庞大体型和极长寿命的物种之所以能进化并存在至今,是因为这些个体能够通过选择建立起坚固的天然抗癌屏障。要是因为鲸的细胞数量是人类的1000倍,所以其患癌风险就是人类的1000倍,那鲸或许早已灭绝了!因此,有策略地选择一些物种,从它们的功能和DNA出发去研究自然选择解决癌症问题的诀窍,是很有意义的。举个例子,就体型和寿命而言,与哺乳动物相比,鸟类的患癌风险偏低。于是,苏黎世大学的科科(Hanna Kokko)教授提出了一个有待证实的假说:鸟类的祖先也就是恐龙,一定拥有强大的抗癌能力。与之一同被选择的,就是获得庞大体型。如今,它们的后代体型小了许多,但这些"抗癌盾牌"或许被保留了下来。至于大象,它惊人的抗癌能力来自 *TP53* 基因,即著名的"基因组卫士"。大象至少拥有20份 *TP53* 基因拷贝,而人类只有一份,即2个等位基因。凭借这20份拷贝,再微小的异常也能被发现。在进化过程中,这种适应使大象获得了现在的体型和寿命。几年前,芝加哥大学的研究人员发现了大象的另一个秘密:"僵尸基因" *LIF6* 再次被激活。*LIF* 基因对白血病具有抑制作用。哺乳动物的基因组内通常只有一份拷贝,大象却有10份。然而,除 *LIF6* 外,其他 *LIF* 拷贝均无法发挥作用,这是因为随着时间的推移,它们累积的突变阻止其正确合成蛋白质。这些拷贝被称为"假基因"。因此,*LIF6* 是一个功能得到恢复的假基因,能促使癌细胞毁灭。这一复活基因仍然在 *TP53* 基因的控制下活动。因此,*TP53* 基因并不只是发现DNA受损的细胞,它还激活其他能够加强抗癌能力的基因。

这就是大型动物那个值得关注的秘密吗?它们是否都朝着这个方向进化?梅利教授和同事在分析了36种哺乳动物的 *TP53* 拷贝数量后,并未发现系统性的关联,所以这些动物似乎还有其他的抗癌秘密。研究人员认为,可能存在别的途径,如更低的突变率、更有效的DNA分配机制、更强的致癌病原体抵抗力、更强大的免疫系统、不同的组织结构。有研究人员甚至认为,在鲸等大型动物体内,癌症最终走向自我毁灭!那么,它们为何又是如何自我毁灭的？由于生长的空间更大、时间更长，肿瘤或许进入超级肿瘤阶段，形成了一些极具攻击力的变异体，对原来的肿瘤不利。这场"强盗"之间的争斗最终两败俱伤。目前，有关爬行动物的研究很少，但这一类群对于破解抗癌之谜或许能带来极大帮助。事实上，不同的爬行动物（蜥蜴、蛇、乌龟等），在体型、寿命、生态、生理等多方面都有很大差异。这些变量可能会影响致癌过程的动力学机制，并且反过来，启发物种解决这一问题。

人类只有一份TP53拷贝，失去其中一个等位基因将带来严重的后果。利-弗劳梅尼综合征就属于这种情况：由于TP53拷贝缺失或发生突变，人体很容易受到癌症的攻击。未来能否在基因组中增加TP53拷贝，从而提高抗癌能力？我们并不能确定这是一种巧妙的解决方法，至少我们无法排除这么做可能带来的间接危害。前文已经指出，如果报警系统过于强大，但我们没有与它一同进化，就需要为之付出高昂的成本，即时常误发警报进而引发自身免疫病。别忘了烟雾报警器的例子，摆脱我们的进化起源绝非易事。

范科尼贫血是另一个能证明抗癌能力削弱将导致严重后果的例子。由于与DNA修复有关的基因发生突变，受此影响的儿童罹患急性髓细胞白血病的风险提高到原来的700倍。与我们推断的一样，人体免疫系统的衰弱有利于癌症的发展，这就好比在一个没有警察的社会里，罪犯的数量将大大增加。正因如此，艾滋病患者往往更容易罹患某些癌症，尤其是肉瘤和淋巴瘤。

抗癌冠军裸鼹鼠

目前，抗癌冠军非裸鼹鼠莫属。它在许多方面的表现出人意料。除了能够完全或几乎完全抵抗癌症外，它还拥有超过30岁的寿命，与它体积差不多的小鼠却活不过4岁。然而,如果你去网上搜索裸鼹鼠长什么样,可能会感叹它为了抗癌能力牺牲了美貌。另一个奇怪的地方是,这种生活在东非地下的群居啮齿类动物具有真社群性(eusociality):和蚂蚁、白蚁一样,裸鼹鼠的群落由鼠后和无生殖能力的工鼠构成。研究已经部分破解了裸鼹鼠的秘密,尤其是生物学家谢卢亚诺夫(Andrei Seluanov)于2013年在《自然》杂志上发表的成果。

他发现,透明质酸或许就是这种动物抗癌机制的关键所在(某些化妆品也含有这种物质)。裸鼹鼠用牙齿在地下挖出通道。为了避免穿梭其中时裸露的皮肤受到损伤,自然选择逐渐赋予它的皮肤一种超强的可塑性。这种适应靠的是一种特殊的透明质酸,它将细胞包裹其中,能防止细胞无序增殖,不会产生肿瘤!当研究人员在实验中使小鼠体内的一个肿瘤抑制基因失去活性时,它很快患上了癌症,而裸鼹鼠得益于这个适应,不会出现这种情况。如果阻碍裸鼹鼠生成透明质酸,它就会罹患肿瘤。

上述发现为研究新疗法开辟了方向。不仅如此,裸鼹鼠的真社群性可能推动了抗癌机制的选择。事实上,在一些同样具有真社群性的昆虫如尖齿大头蚁(*Pheidole dentata*)中,研究人员没有发现年龄增长导致活动量下降或身体退化的情况:大约140天后,个体在没有出现衰老的情况下死亡。纽约州立大学的生物学家帕克(Joel Parker)认为,真社群性或许发生了进化,目的是在群落这个超个体内供养和保护具有遗传信息传递能力的蚁后。至于那些不具备生殖能力的工蚁,或许根据"设定",它们直到生命最后一刻仍然可以为群落工作。

一些其他品种的鼹鼠拥有与裸鼹鼠相似的生态习性,尤其是戈兰高地和朱迪亚山脉的盲鼹鼠。谢卢亚诺夫及其团队起初认为这些同样不会罹患癌症的鼹鼠拥有与裸鼹鼠相同的适应。然而,事实并非如此,它们的体内存在癌细胞,但这些细胞竟拥有惊人的自我毁灭能力。

正如谢卢亚诺夫教授呼吁的那样,我们不应该用小鼠这样几乎必长肿瘤的物种来研究天然的抗癌能力。相反,研究那些具有抗癌能力的物种更有助于取得成果。这也是巴斯德(Louis Pasteur)曾经强调的,没有应用研究,只有对基础研究的应用。裸鼹鼠的故事同样告诉我们,基础研究不是束之高阁的珍藏品,而是破解天然抗癌秘诀的利器。

几个研究方向

以鲨鱼为例,包括格陵兰睡鲨在内的某些品种体长可达5米,寿命可达400岁。它们拥有较强的抗癌能力,但这并不意味着它们像传说中的那样完全不患癌,而是掌握了一些能够达成这一成就的秘密。美国诺瓦东南大学和康奈尔大学进行的研究指出,与免疫防御有关的2个基因——*Bag1*和*Legumain*出现修饰,形成了这种抗癌能力,还能够让受伤的鲨鱼迅速痊愈。

这两个基因在鲨鱼中的进化与在人体内的进化不同。事实上,它们在人体内过度表达,推动了癌症的发展。比如,*Bag1*基因编码的一种蛋白质阻碍了凋亡(细胞的程序性死亡),因此,即使是将要变得危险的细胞也不会被有效清除,这提高了它们在生物体内扩散和参与肿瘤生成的风险;而在鲨鱼和鳐的体内,*Bag1*基因的DNA序列出现若干变化,合成另一种"反向"蛋白质,不再阻碍患病细胞的自杀(凋亡)。一个小小的改变产生了巨大的影响。无论在何种情况下,我们都要强调,食用鲨鱼肉既不能预防癌症也不能治疗癌症,甚至可能适得其反,这是因为作为具有较长寿命的超级捕食者,鲨鱼体内累积了大量污染物,比如汞!

作为研究人员,我们当然会设想在自然选择之外还有一种人为选择抗癌能力的方式。那就是进化实验!怎么做?在条件受控的情况下,使某一物种的一些种群暴露于大量诱变剂。当然,必须尊重动物实验的伦理规则。许多种群可能因为无法忍受实验而死亡。这意味着,如果某些种群能够存活,就有必要研究在选择过程中被保留的因素。我们可能会发现一些已知的因素,如上文提到的大象的秘密。如果实验中使用的诱变剂的剂量前所未有,那么也有可能出现一些新的答案,甚至是生命发展史上首次出现的答案。这些在实验中被保留的因素有可能带来新的治疗方法。

遵循皮托悖论的逻辑,应当关注天然地生活在受污染的栖息地或长期与天然诱变剂接触的动物,比如暴露在紫外线或天然放射环境中的物种:它们之所以能生活在这些地方,是因为它们通过自然选择做出了能应对癌症的适应。这一课题前景广阔,但目前还没有相关研究。被指责为致癌因素的污染物和诱变剂或许也能帮助研究人员识别抗癌手段。因此,为什么不把注意力聚焦于常年吸烟但未患癌症的人呢?他们究竟是运气好还是在不知情的情况下获得了抵抗癌症进展的能力?

进化生物学家认为,对天然抗癌能力的选择并不只是一个体型和(或)寿命的问题。出于进化上的原因,物种的生态状况应该发挥了作用。比如,小型啮齿类动物在自然环境中当然有可能死于癌症,但前提是,在这之前,它没有因为另一个可能性更大的原因,如捕食者(猫头鹰、狐狸)、传染病或气候事件(干旱或洪水)而丧命。这意味着对此类物种而言,由于个体间选择价值的差异并不基于抗癌能力,而是基于摆脱捕食者的能力,所以为抗癌做出较大的适应并不能带来很大的益处。对超级捕食者(狮子、鹰)或没有捕食者的动物(成年的大象和鲸)而言,在相同的条件下,个体间选择价值的差异更有可能体现在对癌症等疾病的抵抗力上。因此,这些物种选择了更强大的天然抗癌机制。至于人类,尽管相关的局部适应(饮食、阳光、海拔等)的确存在,但大的群体或人种似乎并未选择出特有的抗癌能力。

进化,就是修修补补

融合了健康、医学和进化的研究指出,多种人类疾病源自人体在不同维度所受的限制。造成这一局面的原因是,构建人体的并不是一个在工程方面颇具天赋的善良设计师,而是自然选择。它既没有事先规划也没有整体设计。每一次改变都是基于上一个状态,为了一时的利益而服务。特别需要指出的是,自然选择缺乏远见,也就是说,它没有最终的目标,当然不会为了实现目标打造新的部件。

自然选择能清除有害的修补,所以不会犯大错。但是,和许多动物的身体一样,人体处处都留下了许多小毛病,而一个脑海中有明确目标的工程师不会犯这些错误。小毛病并非总是无关紧要。脊椎动物的眼睛,包括人类的眼睛,是相关文献反复使用的经典案例。它反映了一个基本的构造缺陷。按理说,光线应当聚焦于视网膜,图像也将投射于此。然而,在我们的眼睛里,记录图像并将该信息发往大脑的受体却位于视网膜的内侧!因此,光线首先要穿过视网膜的多个细胞层,然后再到达受体。另一个缺陷与受体的"信号传输"方式有关,它导致视神经穿越视网膜的地方出现了盲点。

这些构造上的缺陷该如何解释?正如进化生物学家雷蒙强调的那样,在为脊椎动物选择眼睛的初期阶段,构造意识几乎不重要,原因在于,那时的重点是看见。即使视网膜-受体的搭配存在缺陷,这一功能也可以实现。自然选择只能让情况比之前的好一些,也就是说,新局面将建立在糟糕的基础之上。面对这种错误,工程师无疑会回过头去调整方案本身,而不是在有问题的基础上修修补补。换句话说,在进化过程中,无论理论上要达到的最佳性能有多好,可能出现倒退的中间阶段应该具有一些即时的优势,从而受到偏爱。从一座山到另一座山,往往需要经过一处山谷。由于在山谷处优势暂时丧失，所以进化陷入困境。于是，即使现有基础并非最佳，进化也会使其改善。有趣的是，进化的偶然性也能令受体从一开始就位于视网膜正确的一侧，比如软体动物，它们就比人类幸运。

　　人体内类似的修修补补比比皆是。另一个具有代表性的案例是膈肌痉挛，简单地说就是打嗝。在脊椎动物体内，神经将相隔甚远的身体部位联系起来，并通过椎骨安全地通向脊髓。相反，由于活动区域离脑部太近，所以与面、鼻、眼、舌等部位相关的脑神经不与脊髓相连。如果在进化过程中受脑神经支配的器官逐渐移动，该神经也会伸长，以便能够继续发挥作用。膈神经就是如此。这条负责支配心脏和胃的神经在人体内的路径蜿蜒曲折。鱼的膈神经位于鱼头附近。然而，在其陆生后代体内，由于心脏和胃远离了头部，该神经不得不延长。别忘了，目前所有的脊椎动物都是由鱼的身体变化而来。考虑到膈神经在哺乳动物体内的路径较长，将该神经连入脊髓或许是符合逻辑的选择。于是，自然选择就给定的状态进行了优化，而不是退回去重新来过。这次修补的结果就是，一条没有得到基本保护的脑神经在饮食过于丰盛、过于辛辣，或饮酒过量之时会受到刺激，引起膈肌痉挛，发生打嗝。正如法国国家历史博物馆的勒库安特（Guillaume Lecointre）教授所说，历史和进化塑造了人体，人类与鱼共同的过去留下了些许痕迹。

　　在上帝的信徒眼中，人是这位聪明又善良的造物主所珍视的杰作。向这些人解释人对癌症的易感性、细胞分化中的DNA复制错误、先天性突变引发的癌症等为何存在是一件很难的事情。这就好比很难解释为何一位热爱自己工作的汽车制造工程师要将有缺陷的螺栓放入引擎。他究竟是心地不好还是能力不足，抑或二者兼有？进化生物学和人类进化史越是能很好地解释癌症的形成及其动力学机制，癌症对那些打算用启示信仰来解释世界的人来说就越成问题。人类只是生命这棵大树上的一片叶，他们却不可思议地将人类置于中心地位。

◇ **第十三章**

面对癌症，我们的器官反应不一

　　人体各器官对癌症的易感程度不同。比如，与脑、心脏和胰腺相比，乳腺和前列腺受攻击更频繁。尽管该现象已得到证实，但究其内因和外因，学界意见仍然不一。

　　说到内因，我们立刻会想到的是在特定器官中分裂的干细胞数量：按照逻辑，干细胞的数量越多，其中一个干细胞因为DNA复制错误而脱轨并引发癌症的可能性就越高。正因如此，在托马塞蒂（Cristian Tomasetti）和同事于著名的《科学》（Science）杂志发表文章之后，一些记者传播了夸大的信息，声称癌症主要是由运气不好引起的，险将数年来的癌症预防研究毁于一旦！

　　此外，还有细胞更新率的问题。不同器官的细胞更新率不同，比如结肠的细胞更新率极高而脑部的较低。从这个角度看，我们可以预测结肠癌的发生频率高于脑癌的。肠道细胞之所以频繁生成，是因为肠道内壁2—3天需要更新一次。中性粒细胞是一种特殊的白细胞，大约会在48小时内死亡，随后被骨髓中生成的新细胞替代。至于其他细胞，如成纤维细胞，仅根据需要（伤口的愈合和修复等）进行复制。在某些情况下，尤其是面对微生物或病毒的入侵时，细胞不仅会增殖，还会进化。比如，骨髓细胞迅速扩散，产生能识别和消灭传染性病原体的白细胞。免疫系统的这一部分被选中,是为了进化从而适应新的进攻者。虽然它能非常有效地应对这些进攻者,但也形成了对白血病的潜在易感性:拿到了"进化执照"意味着面临脱轨事故的风险!这一现象或许可以部分解释儿童白血病的问题。

说到外部因素,必有诱变剂的暴露程度。与胰腺、胆囊等内部器官相比,皮肤和肺首当其冲;有的器官则是某些乳头瘤病毒等致癌病原体的主要攻击对象。

人体是一片群岛

上述因素无疑都很重要,但生态和进化因素也可能占据了一部分原因。我和我的团队提出了器官进化生态学假说,建议将每个器官看作一座拥有某些特殊生态特征的小岛,而人体就是这些小岛互连形成的群岛。

这个与人体有关的概念无关诗意,而是用岛屿生态学的知识和概念去理解占领人体器官的癌细胞社会的行为和动力学机制。事实上,一旦承认癌细胞是具有生命的实体,就默认它们肯定会受到局部生态条件和所处网络连通性的影响。从生态角度看,人体器官之间差异很大。不同器官的资源丰度不同,pH也并非处处相同。此外,还有温度、含水量、在紫外线中的暴露程度及生活在其中的细菌等方面的差异。因此,对微生物群来说,很难想象局部的非生物参数和生物参数对"流氓细胞"在环境中的轨迹没有影响,实际上这种影响应该是比较大的。1967年,两位伟大的生物学家麦克阿瑟(Robert H. MacArthur)和威尔逊(Edward O. Wilson)提出了岛屿生物地理学理论。该理论指出,岛上鸟类的种数与岛屿的大小具有较强的相关性。随后,该理论得到了广泛的验证。事实上,岛屿的大小是衡量资源量的指标之一。换句话说,岛屿越大,岛上的生态位及相关资源就越多,能在同一地点共同生活的物种也就越多,它们根据不同的资源实现特化。尽管已经有大量研究关注肿瘤内癌细胞多样化的原因，但几乎没有人将其与其他生态系统进行对比，即使我们已经掌握了自然生态系统内生物多样性和栖息地结构之间的联系。

癌症会在我们脆弱时发起攻击

同样，一些针对入侵植物的研究指出，最为脆弱的生态系统往往拥有丰富的资源，而且存在生态干扰的情况。戴维斯（Mark Davis）的研究便是其中之一。受此启发，我与这位科学家取得联系，并与他就该过程适用于癌症的可能性交换了意见。戴维斯认为，局部的资源丰富性将降低潜在入侵者和常驻物种发生直接竞争的可能性，因此入侵者更容易在当地驻扎下来。至于生态干扰，它为伺机而动的机会主义者在未被占领或受监视程度较低的地方打开缺口，创造了入侵的可能。我们在散步时看到一堵老旧的围墙或一条坑坑洼洼的人行道：只要裂缝中有泥土，那里往往生长着苔藓等植物。有一天，就在一次讲座开始之前，我突然想在演示文稿中加入一张与该现象有关的图片，于是我直接到屋外走了走，拍到了一些极具代表性的照片。

未开发的资源加上生态干扰促进了入侵物种或作弊者的驻扎和发展。从细菌生物膜到人类社会，这一逻辑存在于生命的各个维度。以巴黎市内一条汇聚了多家珠宝店的繁华大道为例：这里资源丰富，但只要周围一片安宁且处于监控之下，那么，没有人或说几乎没有人，会企图抢劫。然而，如果街区内发生爆炸，店铺玻璃橱窗都被震碎，那么抢劫立刻频发，地震或龙卷风袭击后也是这样。将该逻辑推及癌症可以得出，肥胖和压力（或心理打击）都是导致癌症恶化的参数。诚然，癌细胞增殖所需的资源一般都已经存在于生物体内。然而，肥胖通过多种关系促进了癌症的恶化，其中一些关系甚至自相矛盾，我们之后还会再次提及。同时，它也构成了一些额外的资源储备。压力则是多细胞生态系统内的生态干扰。它会破坏体内稳态,尤其直接影响人体免疫功能,原因在于,抑郁沮丧的人通常免疫力较弱。

根据生态层面的理解,癌症可能不是一种怪病,它反映了一种普遍的现象:在多细胞生物这一特殊的生态系统内,资源和干扰导致作弊者增殖。将该理解加以应用,我们就要查明在生命中的哪一刻最容易罹患癌症。这条研究路径很有前景。事实上,在生命中的每一刻,癌症出现的概率并非完全一致。那么,这个缺口何时打开,为何打开?对我们这些科学家而言,这是一个复杂的挑战,因为当肿瘤被发现时,它往往已经生长了数年。由于我们的一生中会发生许多事情,所以很难将那些可能与"资源加干扰"这种有害组合类似的事件联系起来。

为了说明这一问题,我们可以使用一些动物模型,比如将小鼠置于不同的食性和压力组合之中,观察对癌症生成的影响。这样做的好处是,对这些实验室啮齿类动物的后代来说,不同批次小鼠之间唯一变化的参数正是我们关注的变量。识别癌症产生的原因和时间或许能帮助我们规避那些有致癌风险的组合,或者在最坏的情况即刚刚进入癌症容易恶化的阶段时,采取措施,根除新生的癌症。这种预防措施也适用于其他疾病:比如,我们建议在前往疟疾肆虐的国家前服用抗疟疾药,以便度过危险期。在我们交流之后,戴维斯告诉自己的学生,他提出的有关生物入侵的理论很可能不只适用于植物世界。

所有器官都很重要,但有些更加重要

器官进化生态学假说的另一个观点是,在多细胞生物体内,虽然所有器官都为整个个体服务,但在维持生命和生殖能力方面,有些器官更加重要。与脾或胆囊出现问题相比,当脑、心脏或胰腺出现问题时,个体的选择价值更容易大幅降低。人体的多个器官体积庞大且由2个副本组成。证据表明，即使只有一个器官副本（如只有一个肺或一个肾）在工作，有些人也能成功地活下来。

因此，自然选择应该已经对那些在维持人类生命和生殖能力方面具有决定性作用的器官进行了优化，使其能够更好地对抗入侵和疾病。面对机械、化学和炎症造成的损伤，重要的器官和组织会比不重要的得到更好的保护。因此，环境攻击对前者性能的影响相对较小。比如，颅骨保护脑，胸腔保护心脏和肺免遭机械损伤。此外，脑有血脑屏障，生殖腺有血睾屏障，都可以避免对应器官暴露于有毒化合物。若要将该假说应用于癌症研究，需要考虑整个致癌进程及不同程度的应对方法（从完全抗癌到仅仅忍受）。举个例子，我们常常认为，在同等条件下，与肺相比，在胰腺这样体积小但非常重要的器官内，哪怕一个小小的肿瘤都会迅速变成大问题。因此，自然选择应当在胰腺内推动形成了强大的抗癌机制。

可以预见，身体最容易罹患癌症的部位（如天然暴露于诱变剂的区域）拥有更高的防御水平，这是因为在这类区域内，这种有害的开端传播到其他器官的风险很高。我们还可以想见，这些部位发展起来的癌症更具侵袭性，即能绕过最为活跃的防御机制。因此，局部可能存在选择性过滤装置，它们将影响癌症刚出现时的特性及最终呈现的结果。比如，皮肤直接暴露于外部环境和诱变剂，被视为保护内脏的第一道防线。常见于皮肤的黑色素瘤往往具有极强的攻击性，几乎能向任何地方转移。胰腺癌较为少见，但也有极强的侵袭性。数学模型指出，如果那些没那么重要的器官有利于肿瘤生长并使肿瘤能迅速转移到重要器官，它拥有的保护等级反而会高。器官进化生态学假说值得进一步探索。正如年纪轻轻就成为衰老专家的法科研中心生物统计与生物进化实验室研究员勒迈特（Jean-François Lemaitre）所强调的，人体各器官的衰老速度不同。这一现象被称为"衰老镶嵌"。未来，研究将告诉我们，衰老速度最快的器官是否也是患癌风险最高的器官。

适应性肿瘤发生

美国科罗拉多大学教授、生物学家德格雷戈里（James DeGregori）认为，突变并非造成癌症的唯一原因：突变细胞所处的微环境或许发挥了重要作用。根据他的理论，我们可以解释为何干细胞内累积的突变更容易在人衰老时导致癌症。他将自己的假说命名为适应性肿瘤发生。事实上，可以想到，当人处于生殖巅峰期时，干细胞已在进化的塑造过程中获得了最佳的运转状态。因此，在该阶段发生的突变被选择的可能性很低，因为它们不能给已处于巅峰状态的干细胞带来额外的优势。就像已处于山顶的人是不可能继续向上攀登的。相反，当人衰老时，组织和器官发生变化，干细胞的最佳运转状态和所处的新环境之间出现了落差。就好像在适应度地形（fitness landscape）中，出现了新的山及相应的峰，或者原先山顶的位置发生了变化。此时，我们有了新的攀登目标。对干细胞来说，情况也是如此：当人在衰老这个新的生态环境中不再处于最佳适应状态时，有些突变就会被选择。一些之前被认为不利的突变如今却能更好地适应新的环境。那么这类突变发生的频率很可能会提高。突变被选择的难度有所降低，这也解释了为何那些有害的突变能进入系统。

在德格雷戈里看来，适应性肿瘤发生也适用于衰老以外的场景，比如为何吸烟者和不吸烟的人所患的肺癌分类不同。那些不吸烟却罹患肺癌的人往往是 *EGFR* 基因突变的受害者，在吸烟者体内，发生突变的则是 *KRAS* 基因。这看起来可能有些奇怪：按理说，香烟含有的诱变剂几乎不可能让 *KRAS* 基因比 *EGFR* 基因发生更多的突变。因此，我们有理由相信，衰老使不吸烟的人的肺部环境有别于吸烟者。也就是说，要考虑的不仅是衰老，尤其还有吸烟。由此可知，*EGFR* 基因和 *KRAS* 基因发生的突变分别适应了2种不同的环境,因此获得了不同的优势。回到之前的比喻,衰老和吸烟使适应度地形中出现了2座山和2个山峰。这就好比将某种动物置于2个与其最初的栖息地完全不同的新环境,该物种都发生了进化,但使其适应2种新环境的基因并不完全相同。经过一段足够长的时间之后,基因变化的区别出现了。

盖滕比的研究更进一步。他将癌症的发展比作洞穴鱼的进化。从过程的相似性上看,这一比喻非常贴切。事实上,同样的剧本反复上演:洞穴物种往往源自原本生活在陆地上的物种。它们之所以进化是因为有一天它们被困于地下环境之中,被迫适应或因此死亡。

墨西哥丽脂鲤(Astyanax mexicanus)便是其中一员。这种居住在墨西哥的鱼在一生中不得不学习如何在石灰岩洞穴中生活。它的食物以少数几种蝙蝠的粪便为主(祝它有个好胃口……)。在这种与地表截然不同的生活环境中,多个表征变得一无是处,且形成这些表征需要付出高昂的成本。于是,自然选择废除了这些表征:墨西哥丽脂鲤失去了五彩斑斓的外表,眼睛逐渐退化直至消失。此外,它脑部的视觉系统也理所当然大幅缩小,但该物种对嗅觉和味觉产生了依赖,味蕾因此变大、变多。由于无须再向被废除的功能投入资源,所以变化更加容易实现。与其他物种相比,墨西哥丽脂鲤感知机械压力(如水流产生的压力)变化的能力有所增强。无须成为伟大的进化生物学家,我们就能理解,即使地面上的生物携带了具有地下生活倾向性的突变,它们也只会在个体被迫应对地下环境时才能给携带者带来切实的好处。另外,一旦个体被迫在地下环境中生活,每一个赋予穴居优势的新突变都有可能被选中。如果将健康细胞比作洞穴之外的鱼,将穴居环境比作人体细胞在衰老的生物体内或吸烟者肺部遭遇的环境变化,那么不难理解,体细胞可能会进化,具有新环境倾向性的突变或个体进入新的环境后才出现的突变都会受进化青睐。最后一个值得关注的点是:尽管涉及的突变并非总是完全相同,但适应穴居群落生境

(biotope)的不同物种总体上呈现相同的适应。我们在不同器官、个体或物种的肿瘤中也发现了同样的现象,这构成了进化趋同。受环境物理条件的限制,穴居物种通常无法分散开来。等到栖息地消失那日,它们会死亡。同理,肿瘤也会和我们一同死去,除非是我在下文提到的传染性癌症。

归根到底,适应性肿瘤发生假说是我们对生物进化认知的合理延伸。尤其是当环境变化,能更好适应新的生态条件的突变体具有优势且出现频率提高时,进化将会发生。正如我们预测的那样,非吸烟者罹患癌症的概率主要取决于年龄,而对吸烟者来说,这一概率在很大程度上受到烟草吸食情况的影响。

此外,还要考虑治疗方法的影响,尤其是那些最激进的治疗方法对组织生态状况的影响。因此,重要的是探明栖息地发生的局部变化之后会向哪些方向推动突变产生,而这些突变会导致复发难以治疗。

如今,人们认为,控制热量摄入能够延长几乎所有生物(鱼类、鸟类、哺乳动物等)的寿命,并降低患癌风险。适应性肿瘤发生假说与这一结论并不矛盾。被人为控制热量摄入的小鼠,它们的寿命是其他小鼠的2倍,且患癌率低50%,癌症出现得更晚。还是以小鼠为例,法国国家健康与医学研究院最近的一项研究指出,低蛋白质饮食的好处主要是使摧毁癌细胞的免疫应答变得更加有效。癌细胞虽然没有丧失增殖能力,但由于合成蛋白质的氨基酸缺乏,它们开始分泌细胞因子。这些分子有力地启动了周围的免疫应答。从进化角度看,控制热量的摄入被生物视作环境中资源缺乏的迹象。此时,应当将资源用于维持组织的运转或进行修护,以等待合适的时机繁殖。由于这种适应性应答的存在,来自饥荒频发国家的小女孩在被收养至食物充足的国家之后,她们的月经初潮几乎立刻到来。无论如何,在维持运转和修复上投入较多资源有助于使组织保持最初的适应性峰值,从而尽可能避免新的突变为携带它们的细胞带来选择优势。

适应性肿瘤发生假说与卡普捍卫的观点高度契合。然而,我们要强调的是,许多人鼓吹的断食对癌症预防和治疗的有效性仍存争议。法国国家癌症研究所(INCA)认为,断食对于抗癌的好处尚未得到证实,而且会导致营养不良。

◇ 第十四章

为什么癌症比以往更加常见

人类并非最近才罹患癌症。考古研究证实,早在古埃及和古希腊时期就已经出现癌症。我们常说癌症如今越来越常见,这是真的吗?观察原始数据会发现,自20世纪人类经历流行病学转型以来,癌症病例越来越多。这一转型体现在卫生条件、饮食条件和医疗服务的改善带来的死亡率下降。死亡原因也发生了深刻的变化:传染病让位于慢性病(如癌症)、退行性疾病、意外等。形成这一局面的因素很多,其中一些因素是进步所带来的,因而我们不愿消除。就像第二章提到的例子,针对美国富裕县和贫困县的研究显示,筛查越多,发现的癌症就多,这并不奇怪,毕竟检测工具不断进步。如今,我们的筛查手段也越来越强大。我曾将癌症比作一座冰山,而随着科技的进步,我们迟早能够看到它的全貌。

此外,医学取得的巨大进步体现在诸多方面,尤其是针对心血管疾病的治疗。既然人总会死于某种原因,那么治疗效率最低的疾病事实上会找上那些原本要死于其他原因的人。简单地说,如果一个人在65岁的时候没有死于心脏病突发,那他有可能在70多岁时罹患癌症。癌症是发生率总体随年龄增长而提高的疾病之一,但是年纪特别大的人除外,后面我会专门说到这一点。正因如此,如今我们普遍拥有较长的寿命,而寿命增加的代价是罹患癌症的概率上升。这几乎已成为发展中国家的常态。这类国家的居民由于卫生条件和饮食条件的改善,平均寿命越来越长。癌症治疗问题对发达国家而言已经相当复杂了,因此可以想见,对面临这一问题还没多久的发展中国家来说,这是难上加难。

高龄能防癌吗

高龄老人的癌症统计数据总是令人感到好奇。成年后,癌症的发生率逐年递增,但是一旦过了70岁,增速开始放缓。对大部分人而言,80岁之后,患癌风险甚至会下降!特别是大部分死亡原因的发生率是随年龄持续增长的,这一现象就显得更加奇怪。

我们能否就此得出高龄能防癌的结论?这不好说,因为在不考虑偏差的情况下,造成这一下降趋势的原因有很多。比如,高龄老人接受筛查的频率较低。筛查得少,发现得就少。此外,上了年纪的人可能已经有一段时间较少暴露于诱变剂(过量吸食烟草、过量饮酒、过度暴晒等)了,甚至完全不会暴露于这些因素,这降低了细胞脱轨引发癌症的可能性。因此,更准确地说,年龄增长带来的更健康的生活方式比年龄本身更具保护性。现在70多岁的老人在年轻的时候可能同样较少地暴露于诱变剂,这或许是他们患癌风险较低的另一个原因。此外,一个选择现象可能也是原因之一:高寿之人通常从一开始就天然地拥有良好的抗癌能力。脆弱的人早已患病,只有抵抗力强的人才能活到最后。同样地,这种情况也不能证明年龄本身具有保护作用。最后,还有一种说法认为,随着年龄的增长,死于流感等癌症以外因素的风险大幅提升,所以高龄老人的主要死因并非癌症。但我要再次强调,这并不能说明高龄是抗癌盾牌。

尽管存在上述疑问,但高龄的保护效果确实存在,而且一项关于基因表达如何随年龄增长而变化的研究指出:一些基因的表达通常与癌症的发展有关,它们的标识(signature)在高龄老人的体内越来越少。与此同时,与衰老导致的慢性病有关的基因则恰恰相反。高龄老人的细胞分裂,尤其是干细胞分裂越来越少。干细胞分裂没有之前那么频繁,DNA复制错误导致干细胞引发癌症的可能性就会下降。但请注意,我们不能以此得出癌症发展会随患者年龄增长而放缓的结论。如果癌症已存在,癌细胞通过突变,可以轻松地获得增殖动力,不受宿主衰老的影响。换句话说,这个流氓系统的动力并不一定与携带该系统的健康系统一致。如果一致,癌症的发展速度就会同样较慢,否则它会按照自己的节奏飞速发展。然而现实中,后面这种情况经常发生,原因在于,癌细胞的运转特征常常与处于衰老中的健康细胞相反。因此,我们不能因为细胞分裂随年龄增长而放缓,就认为老年人的癌症恶化速度总是比较缓慢。

此外,如果健康细胞更新变慢,那么它对癌细胞的引导能力也会减弱,癌细胞就可以自由地增殖。我们在其他生物系统内也发现了这一原则:不同于通常所想,光照最为充足时,湖泊内浮游植物的增殖并不会达到峰值,这是因为此时也是植物间竞争最为激烈的时候。相反,当光照开始减弱时,浮游植物的竞争者的效率下降,浮游植物就获得优势。遵循这一逻辑,匈牙利学者科兹马(László Kozma)提出假说:年轻人的干细胞能迅速更新健康细胞,只有极少数侵袭性极强的癌症会发展,而老年人的干细胞分化缓慢,即便是增殖极慢的癌症也能成功找到合适的位置,驻扎下来。根据这一假说,癌症在老年人体内侵袭性普遍减弱的印象不应与真正的保护混为一谈,只不过是不同年纪面对的伤害程度不一样而已。

肥胖悖论

大部分流行病学研究指出,超重和肥胖症对健康有害。与其他人相比,肥胖人士更常罹患心血管疾病、糖尿病、风湿、癌症,还容易受歧视而面临心理问题和社交障碍。然而,一个现象至今仍然难以理解,那就是肥胖悖论：针对一些疾病，超重几千克反而被证实对健康有益，能降低死亡率。尽管仍存争议，但这一悖论似乎适用于心力衰竭、肝硬化、慢性肾病、肺炎、2型糖尿病、脑血管意外及癌症。根据美国著名期刊《美国医学会杂志–肿瘤学》(*JAMA Oncology*)2016年5月发表的研究成果，该悖论尤其适用于结直肠癌。在美国加利福尼亚州奥克兰市凯撒医疗(Kaiser Permanente)的研究人员看来，超重或肥胖人士罹患癌症的风险较高，但矛盾的是，一旦确诊，他们的预后往往比正常体重的患者好，这在结直肠癌患者身上得到证实。与正常体重的患者相比，他们的死亡风险降低了55%。那么，我们是不是该长胖一点？

答案并没有那么简单，这可能是多个现象叠加产生的保护错觉。只要能解释癌症肥胖悖论的生物学机制尚不明确，这个问题就难以回答。诚然，超出的重量可以用作能量储备，以便在不幸接受抗癌治疗时提高生存质量。但是，这里可能存在其他偏差，比如，超重人士本身会更频繁地接受医学监测，因而能更早地发现癌症进而更好地接受治疗。此外，如果肥胖人士属于高龄，说明肥胖并没有影响他们活到这个年纪。他们虽然肥胖但代谢健康且拥有特殊的身体条件。另外，长期吸烟在抑制食欲的同时会促进癌症的发展，所以它也应该被视为一个可能的混淆因素。

如果肥胖引发癌症，我们就有理由相信，更多种类的癌症，无论严重与否，都能在肥胖的基础上生成。相反，对拥有健康生活方式的人而言，那些有可能发展的癌症将面临更加严格的选择性过滤，只有最具侵袭性的，也就是极少数在不利条件下仍然能够生成的癌症，可以迅速发展。虽然我们用到了器官进化生态学中的选择性过滤概念，但它作用于生物作为一个整体的尺度。因此，肥胖起到的保护作用或许只是假象，只不过是患癌的肥胖人士的病情严重程度更具多样性的偶然结果。

还有一种观点假设肿瘤之间存在负面互动。如果肥胖人士在早期患上没那么严重的肿瘤，而且它倾向于抑制体内其他肿瘤的生长，那么该肿瘤确实在一定程度上产生了保护。然而,从进化角度看,这种保护是最近才形成的,毕竟那些所谓容易治疗的癌症离不开人类发明的现代治疗手段。即使肿瘤提供的"保护"确实存在,其在过去的作用也应当是有限的。至于已经康复的癌症患者,近期一些研究表明,在乳腺癌患者中,轻微超重似乎确能提高生存质量。总之,无论是谎言还是事实,肥胖悖论的原因尚未完全查明,仍然值得研究人员关注。

进化错配

要想知道癌症是否比以前更加常见,需要分析同龄人的数据,从而修正统计结果。然而,按照这一标准,我们可以肯定地说,形成的癌症更多了。一些关于儿童和年轻人的统计及预测甚至令人担忧。目前,许多研究人员都在探索癌症加剧的原因。从总体上看,他们的结论都指向生活方式造成的影响。喉癌和肺癌变得更常见是因为烟草吸食量增加,以及更频繁地暴露于各种污染物。在进化生物学家看来,有一个框架可以用来解释这一点:那就是错配(mismatch),即现代生活方式与过去所处的环境之间存在脱节,而人类在几乎整个进化史中,已为适应这一环境而实现了优化。

试想,作为食肉动物的狮子以沙拉为食,而作为食草动物的斑马却以肉为食。我们不用成为伟大的兽医就能预测,由于饮食方式并不合适,这些动物的健康状况迟早会恶化,并且有可能死亡。从进化角度看,远离人类进化所处的环境条件往往非常危险,原因在于,自然选择为了让我们适应这些条件而对我们进行了优化。换句话说,现代人不能粗暴且激进地改变生活方式,几千年甚至几百万年进化形成的适应不可能迅速且完美地适配新的生活选择。

鉴于癌症一直存在,自然选择很可能已经调整了人的抗癌能力,降低了该疾病对选择价值的影响。尽管该假说成立,我们还是要强调,这一选择建立在人类过去极少暴露于诱变剂且平均寿命较短的基础上。众所周知,现在的情况已经大不相同。污染物几乎无处不在,我们吃的食物(残留的杀虫剂)、呼吸的空气(汽车排放的尾气)、居住的房屋(卫生用品和化妆品),处处都有它们的身影。从人类进化史来看,这些物质是最近才出现的,至少我们在这些物质中的暴露程度是最近才形成的。虽然自然选择总体上对人进行了优化,使我们在较少暴露于诱变剂的情况下对抗癌症生成,但人体防御系统目前尚完全处于脱节且无法胜任的状态。当然,从长期看,自然选择可能会纠正这一错误,比如偏爱那些在突变发生时能更好地修复DNA的个体,或者和大象一样拥有更多肿瘤抑制基因拷贝的个体。

这已经不是人类历史上第一次出现所处环境发生巨大变化致使与过去脱节并引发健康问题的状况了。不过,自然选择多多少少都进行过纠正。代表性案例就是牛奶。人类对牛奶的耐受性差别很大:中国人中仅有2%的成年人对牛奶具有耐受性,而在荷兰人中,这一比例高达98%。存在这种差异的原因是,在6000多年前的新石器时代,也就是畜牧业刚刚起步的时候,自然选择选中了一种基因突变。虽然后来畜牧业和动物驯养得到普及,但哺乳动物自断奶之后,体内负责牛奶消化的乳糖酶通常处于失活状态,所以并非所有成年人都能消化牛奶。当饥荒发生时,在驯养动物的家庭中,断奶后乳糖酶仍然具有活性的人具有明显的生存优势。这就解释了为什么这一基因能持续存在且得到扩散。尽管具有优势,但是让乳糖酶在断奶之后仍然保持活性的突变还是需要几千年的时间才能传遍欧洲,并达到在荷兰那样较高的频率。但是,在不驯养动物的地区(如中国和印度尼西亚),自然选择没有让乳糖酶在断奶之后仍然保持活性。因此,生活在这些地区的成年人无法消化牛奶。此外,人们惊讶地发现,即使乳糖酶在断奶之后仍然保持活性,但在不同的饲养户中,涉及的基因突变并不完全相同。这是自然选择表现出趋同性的又一证明。这个典型案例至少反映了两点:首先,从长期看,自然选择迟早会让人与所处的环境保持一致。其次,从短期看,身体状况最好与过去的环境相适应。因此,自然选择最终会削弱暴露于诱变剂给健康带来的负面影响,但是这需要时间且许多人将付出健康代价。

还是出于进化的原因,有时即使经过足够长时间的选择,也不会回到之前的适应状态。这是一种反向的错配现象! 总体来说,适应昨天的环境是有益的,但选择"前天"的环境反而有害。正如进化生物学家雷蒙强调的那样,钟爱生食的当代人就做出了有害选择。他们忽视了一点:人类现在已经适应了熟食。事实上,学会用火加热食物是一种古老的文化印记,至少可以追溯到25万年前。所以现代人的消化系统已经不适宜生食这种饮食方式。只吃生食会使人变得消瘦,从长期看会影响健康状况,导致营养不良。

人类存在错配现象的例子还有不少。与远古的祖先相比,我们明显吃得过多,但体能消耗却没有那么大。这给健康带来的影响非常明显,尤其引发了糖尿病、肥胖症和癌症。一个特别贴合实际情况的例子是糖的摄入。糖是人体肿瘤特别喜爱的一种化合物。人类现在还是难以在大自然中找到带甜味的天然糖,至少难以大量找到。过去漫长岁月中,糖主要存在于蜂蜜和水果,只限一年中的几个特定时段。由于它较为罕见但能带来很大能量,所以自然选择偏爱那些通过糖的摄入来获得极大味觉享受的人。正因为爱吃糖是一件非常自然的事,所以我们掉入了所谓的"达尔文陷阱"。此外,糖还重塑了人的肠道微生物群,令后者操控人摄入更多的糖。我们可以在实验果蝇体内引发这一现象。现代饮食几乎处处加糖。与过去相比,我们现在摄入的糖量简直是个天文数字,这大大"造福"了癌细胞。正如塞尔万-施赖伯(David Servan-Schreiber)医生在他的知名畅销书《抗击癌症》(Anticancer)中说的:"癌症以糖为食。"

我们在前面章节曾经提到瓦尔堡。他的研究向世人揭示出,癌细胞通过发酵进行新陈代谢的这一过程离不开糖。不仅如此,只要测量人体内过量消耗葡萄糖的区域,就可以提升肿瘤探测的效果。此外,摄入葡萄糖会引起人体分泌胰岛素,这促进了癌细胞的增长,并提高了它们进攻周围组织的可能性。

最近的一项研究指出,在采取与普通美式饮食含糖量相同的高糖饮食的小鼠中,6个月后,罹患乳腺肿瘤的个体明显多于对照组的小鼠。在该实验中,小鼠摄入的果糖含量极高。这种糖存在于大部分含糖饮料,而且在食品行业中广泛应用。哪怕它的血糖指数低于葡萄糖,也可以维持癌症的发展。在19世纪中叶,欧洲人平均每人每天摄入一块方糖(5克),如今每天摄入的糖超过20克! 虽然现在糖无处不在,但是人体还是会在基因、生理和行为上为缺糖的环境做好准备。20世纪70年代以来,许多食品加工企业的负责人肆无忌惮地利用达尔文陷阱,有时采取信息造假的手段,甚至花钱让科学家隐瞒实情(让他们将火力对准脂肪),诱使人们维持高糖的饮食方式,而这明显损害了人体健康,极易引发心血管疾病和癌症。这种欺骗行为具有全球性并且对健康有负面影响,它实质上是一场针对全人类的犯罪。遗憾的是,过去曾有一些科研成果出于政治原因而被隐瞒。因此科学家应当在不受利益冲突影响的情况下进行研究,并需要在出版物中声明资金来源。糖的真相已经大白,但是恶果已经酿成。

另一个错配的例子:皮肤白皙的北欧人前往天气炎热的国家生活,这种迁徙行为很大程度上导致澳大利亚皮肤癌发病率极高。既然错配无法避免,那就尝试修正它。针对皮肤癌,当天然的防护力极弱时,我们可以涂抹防晒霜,降低在紫外线中的暴露程度。未来要前往火星的航天员也会面临一种错配。根据最近的一项研究结果,宇宙射线引发癌症的风险可能是此前预估的2倍,而人类此前从未接触过类似环境。别以为前往月球就不用为此担心了,月壤含有有毒尘埃,对人类的DNA也没什么好处。

此外,一个与人类生殖有关的错配现象鲜为人知,它主要发生于女性体内。尽管当代女性每月来月经是一件极其正常的事,但纵观人类历史,情况却并非总是如此。为什么? 因为在过去,大部分育龄女性要么处于孕期,要么处于哺乳期,还可能在孩子断奶后再次进入孕期。所以,过去的女性一生只来几十次月经,而现在的女性平均一生会有三四百次月经。月经次数大幅增加主要是因为初潮提前、哺乳期缩短和更年期推迟。生殖模式的差异导致个体在雌激素中的暴露程度不同。雌激素在每个月经周期内达到峰值,还会提升女性罹患某些生殖系统癌症,特别是乳腺癌、子宫癌和卵巢癌的风险。上皮细胞组成的有机组织覆盖了某些器官的内外表面。它的增殖和由此引发的乳腺癌风险的提升事实上都在雌激素的控制之下。此外,从男性转变为女性需要摄入大量雌激素,罹患乳腺癌的风险也会因此增加。妊娠和哺乳使组织分化,能降低上述癌症的风险。雌激素较低的人种(如亚洲人),此类癌症的发病率也较低。然而,含有雌激素和孕酮的避孕药却能抵抗卵巢癌,这是因为孕酮可以抵消雌激素对细胞增殖的作用。对从未有过哺乳又未服用避孕药的人来说,风险因素叠加,因此修女特别容易患乳腺癌。从某种程度上来说,这仿佛是人类避开生殖(自然选择优化人类的初衷)所付出的代价。为了消除这种违背天性的贞节带来的危害,一些科学家甚至建议给修女开避孕药! 尽管这一观点似乎对修女的健康有益,但实施起来并不容易,因为天主教会禁止除禁欲之外任何形式的避孕。

错配也体现在频繁吸食烟草且烟瘾很大的人身上。第一次世界大战之后,烟草的吸食变得流行起来。以多尔(Richard Doll)为代表的流行病学家开始关注这一问题,确立了烟草与肺癌之间的显著关系,但当时的烟草商和当局不赞同这一结论。不过,香烟的致癌性之后还是得到了广泛的认可。

因此,人类如今的健康问题往往源于进化错配,即自然选择做出优化的目的与20世纪重大社会变革形成的现代生活方式之间存在脱节。人从哪里来以及人在生物层面为何如此应当成为普及的重点,以免大众犯下严重的错误。错配概念或许可以帮助更多人幡然醒悟,放弃过量摄入糖这样有损健康的行为。

有其主必有其犬

当一个人的生活方式对健康有害时,他周围的人往往也会被同样的问题困扰,这是因为他们的生活环境相同。我们发现,环境条件会影响个体罹患某些疾病的风险。如果夫妻中某一方的饮食或久坐行为引发了心血管疾病,另一方往往也会有相同的困扰。毕竟,生活在同一屋檐下的两个人不太会拥有截然相反的生活方式。以吸烟为例,即使只有一方吸烟,另一方也会暴露在烟草的危害之中,只不过是以吸食二手烟的方式。就连宠物也会遭殃,因为它们和人共享生活环境,受人生活习惯的影响。动物癌症专家诺滕贝特(Clare Knottenbelt)认为,如果主人吸烟,狗和猫首先受到影响,成为二手烟的受害者,可能因此罹患癌症。同样,如果狗的主人不做运动,也不带狗一起散步,狗也会缺乏运动。从长期看,这对它的健康不利。虽然没有看到具体的研究成果,但是我猜想,爱吃的人可能在给猫、狗喂食方面更加慷慨,甚至会和它们分享食物。在写这一段的时候,一段儿时记忆浮现在我的脑海里。我的祖父母乐天而随和,他们有一只名叫瓦迪姆(Vadime)的狗。晚餐时,尽管这个家伙已经狼吞虎咽地吃完了狗粮,但它还是会习惯性地将前腿放在桌上,等待祖父给它喂食。我不知道亲爱的瓦迪姆是否死于癌症,但我印象中它一直都很胖。兽医发现,宠物常常罹患和人类相同的疾病,如肥胖症、糖尿病、心脏病、哮喘、癌症等。很明显,它们同样暴露于诱变剂(家居用品、杀虫剂、除草剂及环境中的其他农药)并会受到人类承受的所有进化错配的影响。

这些发现不仅让人们开始关注宠物的健康问题,还让科学家意识到,宠物在某种程度上是人体健康的哨兵。或许有一天,医生会向你询问你的狗或猫是否健康,从而诊断你的身体状况。

动物探癌高手

狗的嗅觉非常敏锐,甚至能区分同卵双胎。这一点连DNA测试都做不到,因为这种双胎的基因相似度极高。因此,狗能发现生物体内与肿瘤出现有关的体味变化,就一点也不奇怪了。它们的这一能力已经在乳腺癌、卵巢癌、结肠癌、黑色素瘤和肺癌中得到证实。与其他物种相比,属于捕食者的物种(狗的祖先是狼)在这方面很可能更具天赋。毕竟在捕猎时,发现患病的猎物对它们有利。果蝇,更准确地说是它的触角,似乎能对癌症,特别是乳腺癌的味道做出反应。由于不需要训练或练习,所以用果蝇来探癌更加实用。利用动物嗅觉进行研究面临的主要挑战之一是识别能够较早发现疾病的动物-癌症组合。这样做能在现有手段无法发现癌症的阶段成功地检测出癌症。

一个有趣的案例可能会让人更加坚信,科学家常常拥有古怪的想法。有研究人员训练生活在城市中的鸽子,让它们学习在医学影像上识别与乳腺癌有关的异常细胞。尽管一开始错误颇多,但只要给鸽子糖果,训练2周的时间,它们分辨良性组织和恶性组织的正确率可达85%。如果让鸽子4只一组,每组只出一个答案,那么正确率超过99%,相当于接受过专门训练的人类的正确率。

儿童癌症

幸运的是,与成年后罹患的癌症,特别是与生育期后出现的癌症相比,儿童癌症的平均发病率较低。尽管较为少见,但它们确实存在,概率为0.1%。从进化论的角度看,这似乎存在矛盾:为什么自然选择没有青睐更加有效的防御方式? 这是因为,自然选择不会使风险完全消失,只是将其降至某一水平。低于这一水平,在防御上的额外投入将大于它带来的收益。

鉴于儿童癌症比较罕见,孩子们可能没有获得足以对抗癌症的适应,这是因为这些改变的成本或许超过了收益。反过来,我们也可以认为,儿童癌症的罕见性表明它们受到了强大防御系统的有力镇压。在帝国理工学院的勒鲁瓦(Armand Leroi)教授看来,该现象或许还可以从人类最近的进化中找到原因。与成年人罹患的癌症相比,儿童癌症表现出一些特性。一项针对1699个儿童癌症病例的研究表明,在142个相关基因中,只有45%的基因与成人癌症基因相同。不仅如此,除成神经细胞瘤*外,其他儿童癌症最常出现的地方是脑、骨骼和造血系统。在人类的进化过程中,为应对新挑战所作的重大调整最常发生在上述区域。因此,作为对环境和文化习俗变化的反应,骨骼的形状和脑部的尺寸发生了变化。这些与进化有关的新近变化或许还没有得到很好的引导,提高了细胞脱轨的可能性。自新石器时代以来,人类群体规模变大,而且驯养了多种动物,新的传染性病原体迫使人体免疫系统迅速进化,以应对罹患白血病的风险。在伦敦癌症研究所的格里夫斯(Mel Greaves)教授看来,另一个值得思考的重点是:在现代社会,儿童暴露于传染性病原体的时间(主要是上学期间)比过去晚。免疫系统突然被过度激活且时间有所推迟,可能会提高罹患白血病的风险。一个似乎可以支撑该假说的事实是:在非洲和印度,5岁前罹患白血病的风险较低,而在发达国家,该风险自20世纪起有所提高。事实上,为了让免疫系统顺利发育以遏制儿童罹患白血病的风险,相对较早地让孩子们接触各类细菌肯定是有益的。

---

* 最常见的儿童脑外恶性实体肿瘤,发源于副交感神经系统,最常出现在腹部和肾上腺。

然而,除了上文提到的3个区域外,儿童身体的其他区域也可能出现癌症。几十万年来,人体的消化器官也经历了大幅进化,然而肠癌似乎并未因此频繁出现在儿童体内。德格雷戈里教授和同事基于遗传漂变,提出了关于儿童白血病的另一种解释。遗传漂变是不可预测的偶然现象导致的一种进化过程,对小规模种群的影响更大。试想,一座原始岛屿被外来个体占领,形成了新的种群。如果这些到来的随机个体数量达到几千,新种群的基因频率就会和原始种群几乎相同。这就好比我们从一个装有40种不同颜色共1000个糖果的盒子中随机拿出500个糖果丢到另一个盒子里,原糖盒的颜色分布会和新糖盒的差不多。然而,如果形成新种群的移民数量较少,那么一些颜色可能会缺失,而原种群的一些稀有变异体可能会意外偏多。由于一开始就存在偶然情况,所以原来的种群和新形成的种群很快便表现出差异。同理,如果初始的造血干细胞数量较少,那么分裂过程中出现的恶性突变有可能成为主流,并引发白血病。德格雷戈里用数学模拟年轻人出现遗传漂变的情况,结果是白血病的峰值提前到来。因此,他的这一发现更加引起关注。

目前,引发儿童癌症的原因尚未完全查明。稍显宽慰的是,按照定义,儿童年纪小,肿瘤存在时间较短,没有那么多的时间发生变化。由于变化少,所以儿童癌症更适合采用杀死所有细胞的治疗方法,从而避免困扰成年人的耐药变异体选择问题。

◇ 第十五章

当癌症有了传染性

最初关于传染性病原体引发癌症的猜测可以追溯到20世纪初。当时,血吸虫病在热带和亚热带地区肆虐。这种由裂体吸虫属血吸虫引发的慢性感染能导致膀胱癌,但这一点在50年后才完全得到验证。1909年,一个农妇给美国病毒学家劳斯(Peyton Rous)带去一只右胸长有肿瘤的鸡。这位科学家灵感突现,将肿瘤的提取物注入健康的鸡的胸部,结果注射处形成了肿瘤。这是人们首次通过实验展示了某些感染会引发癌症。该案例中引发肿瘤的病毒因此被称为劳氏肉瘤病毒。其他物种也有可能受病毒感染而出现癌症,比如我们在下文要提到的巴西彩龟。

1958年,科学家意识到,人类可能也成为致癌病毒的受害者。英国外科医生伯基特(Denis Burkitt)发现了一种源于感染的淋巴瘤。这种淋巴瘤如今被称为伯基特淋巴瘤,主要影响生活在赤道地区的非洲儿童。1964年,他的同事、病毒学家爱泼斯坦(Michael Epstein)从培养的伯基特淋巴瘤细胞中发现了病毒粒子。1970年,EB病毒(Epstein-Barr virus)被正式认定为伯基特淋巴瘤的致病因素。

20世纪70年代初,人们估计1%的癌症源于感染。如今,世界卫生组织(WHO)确认,20%的癌症由传染性病原体,尤其是RNA病毒、DNA病毒和细菌引发。比如,肝癌、胃癌和子宫颈癌的主要致病因素分别是乙型和丙型肝炎病毒、幽门螺杆菌及人乳头瘤病毒。

一些进化论者,如埃瓦尔德教授甚至断言,到2050年,约80%的癌症源于感染! 那么,致癌病原体有何特征,它们如何将正常细胞变为癌细胞? 埃瓦尔德强调,绝大部分致癌病原体通过亲密行为(性行为、深吻)传播。与流感病毒等相比,它们的感染率相对较低,但这种感染是持续性的,而且往往是永久的。一旦感染,余生都将携带传染性病原体。这是理解致癌病毒为何以及如何引发细胞脱轨过程的基础。

正常细胞至少有4道屏障,防止其和癌细胞一样自私自利:只有在收到指令的情况下才会分裂;如果累积了过多的基因异常,就会自杀(凋亡);分裂次数有限;不会像癌细胞在疾病扩散阶段那样,前往别处驻扎。有趣的是,尽管致癌病原体在进化层面各不相同,但它们都有能力破坏这4道屏障,从而在漫长的岁月里在宿主体内生存并避开免疫系统进行传播。这种破坏行为会导致突变累积,但因此发生改变的细胞既不会被消灭,也不会凋亡。如果个体在诱变剂(烟草、阳光、乙醇等)中的暴露程度较高,突变数量会更多。当突变最终影响负责4道抗癌屏障的区域时,细胞在复制上不再只是被病原体破坏或操控那样简单,而是发生了遗传上的癌变:此后,无论是宿主还是病原体都无法再控制它们的无序分化。埃瓦尔德之所以提出大部分癌症源自感染这一假说,是因为他认为,只有被传染性病原体感染的细胞才能累积异常,引发侵袭性癌。我们还是用汽车的比喻来解释。当油门被卡死时,若刹车仍能正常工作,就没有大碍;反之,如果刹车失灵但油门仍然正常,那么从理论上说,汽车仍处于可控状态。就算祸不单行,故障同时出现,灾难还是可以避免的,因为正常情况下,细胞分裂数量是有限的,这一特性能中断癌变过程。就算这3道安全屏障全都被突破,只要失控的细胞无法移动,最终也只会形成局限性癌,大部分情况下基本没有危险性。由于突变属于罕见事件且可以发生在基因组内的任何地方,埃瓦尔德认为,一大批突变同时出现且只影响安全屏障相关DNA区域的可能性极低。

相反,如果细胞事先感染了一种能破坏抗癌屏障的病原体,那么在这个细胞内,由于不存在凋亡,相继发生的突变会逐渐累积,最终破坏用于对抗侵袭性癌的防御机制。这种情况就是一种"四面受敌"的可怕局面。因此,埃瓦尔德判断,单凭阳光中紫外线带来的诱变影响几乎是不可能生成黑色素瘤的,只能让事先已受到感染的细胞(如感染了人乳头瘤病毒的细胞)发生癌变。烟对肺癌的影响也是一样的道理。

如果该假说成立,是不是意味着可以在几乎所有癌症中找到病毒性物质的痕迹?从理论上说是的,但随着时间的推移,自然选择会偏爱那些能消除病毒性物质的癌细胞,这是因为,没了这些罪魁祸首,癌细胞能分裂得更快,或者不太容易被免疫系统识别。因此,肿瘤一般在多年之后才被发现,即使传染性病原体在该过程中发挥了重要作用,人们也不太可能找到它的踪迹。埃瓦尔德的观点之所以在今天仍受关注,是因为到目前为止,几乎没有研究能明确表示,无需传染性病原体就能引发癌症。未来,科学研究会告诉我们埃瓦尔德的观点是对是错。

有一个反对的观点认为,对传染性病原体来说,引发癌症很荒谬,因为它在宿主体内引发致命癌症的同时也阻断了自身的传播。但是,现实未必如此:如果相关癌症在15年或20年后才生成,那么传染性病原体无论如何已经通过该策略获得了多次传播机会。此外,传染性病原体还有其他能将健康细胞变成癌细胞的近端机制,如炎症过程。

癌症的感染性起源如今已成为重要的研究课题。事实上,抗击癌症的关键在于识别可能使人体细胞变成癌细胞的病原体。原因很简单:既然治疗或疫苗可以防止大部分感染,那么消灭致癌病原体应该可以相应地排除由其引发的所有癌症。

要区别的一点是,尽管许多人体内都有致癌病原体,但罹患癌症的只是其中很小一部分。幽门螺杆菌感染了全球80%的人口,但仅有3%的人罹患与之相关的胃腺癌。感染全球95%成年人口的EB病毒也是如此。因此,重要的是查明传染性病原体为何以及如何引发癌症,抑或为何不会引发癌症。

塔斯马尼亚岛上的"传染病"

所谓传染性癌症,是指癌细胞能在个体之间传播,其行为模式无异于真正的传染性病原体。它不亚于一种新的生命形式!按照目前的认知水平,科学家在大自然中发现了3种传染性癌症:袋獾的面部肿瘤及其2种变体,也就是我在前面提过的袋獾面部肿瘤病(DFTD);犬类传染性性病肿瘤;常见于北美的双壳类动物砂海螂的一种白血病。

袋獾的面部肿瘤通过撕咬传播;犬类传染性性病肿瘤通过性传播;而使砂海螂患上白血病的细胞则由垂死的动物释放,它们顺着水流移动,在机缘巧合下被新的宿主吸入。基因分析结果显示,早在10 000—13 000年前,犬类传染性性病肿瘤已经流行了,而肆虐于袋獾种群的肿瘤不过二三十年的历史。然而,就在最近这20年间,90%的袋獾因为这种传染性癌症而丧命。袋獾因为一种癌症的流行而濒临灭绝,这真是令人难以置信。好消息是,研究表明,在面部肿瘤最盛行的区域,袋獾已开始产生抗体。坏消息是,几年前出现的第二种变体发生了变化,能像第一种变体那样,将肿瘤在整个塔斯马尼亚岛传播开来。对袋獾来说,这又是一次沉重的打击。影响这些可怜动物的面部肿瘤实在是非常可怕,好奇的读者可以上网搜索相关照片。

双壳类动物体内的癌细胞位于循环系统。它们对组织的侵袭导致宿主死亡。研究人员通过2项指标发现了这种癌症的传染性特征。首先,他们发现,在患病的贝壳体内,肿瘤细胞的DNA与宿主的DNA不一致。其次,癌细胞的DNA总是相同的,与宿主是谁无关!这些研究结果无法用典型癌症解释,我们有理由相信,这是癌细胞克隆后发生感染所致。双壳类动物的癌症往往借助水流传播,但这种癌症最独特的地方是能跨越物种的屏障,即能在不同的双壳类物种之间传播!不过,海鲜爱好者请放心,这种癌症不会传染给人类。

为了研究,我经常前往塔斯马尼亚岛捕捉袋獾,并对这个癌症高发的种群进行长期追踪。在山里,我总是与乌伊瓦里及阿梅德(Rodrigo Ha-mede)结伴而行。阿梅德是一个身材高大的智利小伙,留着胡子和长发。他非常灵活,将袋獾从陷阱里取出和操控袋獾时从未被咬伤。由于袋獾被植入芯片,我们在不同捕获期也可以轻松地认出它们。我们通过跟踪获得了大量的信息,以此来分析袋獾与其癌症之间的关系,如肿瘤的生长速度及其对袋獾生存的影响。这种实地考察并不是冷冰冰的,当中甚至不乏一些伤感时刻,比如我们捉到一些袋獾后发现,按照它们体内肿瘤的状况,在下一个捕获期到来前,它们就会被癌症夺去性命。还有一些健康可爱的小袋獾,我们明白,它们多半会在下一年罹患不治之症。在岛上考察的日子通常会以聚餐作为结束。席间,我们会讨论与传染性癌症有关的生物学知识。这种癌症从哪里来,如何进化? 如何保护饱受这种癌症之苦的动物? 大家会提出许多观点。往往在这些时候,我们身为科研人员的感受更深刻,这种对身份的认同感比在参加许多浪费时间的行政会议时强烈得多。

目前已知的传染性癌症之所以极少,部分原因是人们寻找得不多,且其不易识别。不过,这类癌症确实是罕见的,它们的出现是一系列巧合。我和乌伊瓦里及盖滕比共同进行的研究指出,要让癌症具有传染性必须满足许多条件。比如,肿瘤所处的位置能实现癌细胞与外界接触;癌细胞具备传播能力,能在环境中短暂地生存且能在新的宿主体内驻扎(见砂海螂的例子);目标宿主的组织必须可以被感染;宿主之间具有基因相似性;免疫系统未能成功消灭来自另一个个体的癌细胞。幸运的是,正是由于这么多条件存在,传染性癌症才变得罕见。

因此,立足进化观点,我们可以料想,传染性癌症最终将进化到危害性极小的程度。犬类传染性性病肿瘤就是如此,而这又是自然选择的结果。在传染性癌症这种新的寄生形式中,自然选择偏爱那些危害性较小的变异体,这是因为它们不会立刻杀死宿主,能传播得更久。然而,建立这种温和的进化平衡需要一定时间。在某些情况下,受害种群无法恢复健康。2018年,《自然》杂志发表的一项研究动员了50多名学者参与其中。研究指出,北美古代犬类的祖先曾经陪伴人类跨过白令海峡占领美洲,然而很久之后,也就是15世纪欧洲人到来之后,它们灭绝了。这些古代犬类和自己的主人一起生活了几千年,却在欧洲人出现后的几百年间全部死亡。据推测,导致它们急速灭绝的原因可能就是犬类传染性性病肿瘤。如果说北美的原住民是种族灭绝的受害者,他们的狗就是随欧洲人到来的一种全新传染性癌症的牺牲品。至于袋獾,未来几年,它们的肿瘤可能会变得没那么吓人。因此,将袋獾从灭绝的命运中拯救出来的可能还是自然选择:癌症的侵袭性越来越弱,而它们对癌症的抵抗力或忍耐力却越来越强。不过眼下,为了防止遭受重创的袋獾种群灭绝,努力保护它们是必需的,而且是紧迫的。

人类会患上传染性癌症吗

尽管我们可能低估了传染性癌症的种类数,但与不具有传染性的癌症相比,具有传染性的癌症仍然只占极小一部分。它们虽然罕见,却值得我们关注。查明这类癌症生成和发展的动力所遵循的原则是保护可能受其影响的物种的最佳方式。

那么,人体内是否存在或者曾经存在传染性癌症?答案是肯定的,即使它们罕见,或者需要满足一系列特殊的条件才能传播。在极少数情况下，癌细胞会在妊娠期间从母体传给孩子，涉及的癌症有黑色素瘤、淋巴瘤、白血病和上皮癌。在通过立法引入监管之前，器官移植一直是癌症在个体间传播的有效途径。此外，为了防止移植的器官出现排斥反应，免疫抑制剂的使用必不可少，但这么做有利于癌症在器官移植受体内驻扎和扩散。历史上曾有黑色素瘤在肾移植后传给受体的案例，即使供体在此前的16年间就已经被认定为痊愈！原来的黑色素瘤早已发生转移，只是并未在供体内进化。转移的黑色素瘤在被移植后恢复了活性，这很可能是移植过程中使用了免疫抑制治疗的缘故。

1998年，一名47岁的女性因脑出血去世。她的亲属同意捐献逝者的肾，却忘记告知该名女性曾经得过黑色素瘤。结果，两名受体都患上该疾病，其中一名甚至因此死亡。此外，还有一些与外科医生和实验室技术人员有关的意外感染案例，相关原因基本得到了解释。

最后，美国疾病控制与预防中心的科学家曾惊讶地发现，一名41岁的哥伦比亚患者由于感染HIV病毒，免疫力下降，而后又被体内的绦虫传染了癌症。

传染性癌症带来了有性生殖吗

对进化生物学家来说，最大的谜团之一是为何大部分动植物采用有性生殖而不是无性生殖的方式。事实上，无性生殖似乎更简单且有效：不需要寻找和诱惑性伴侣，这样可以减少能量和资源的损耗，并且规避被捕食或接触寄生虫的风险。此外，如果个体已经适应了所处的局部环境，那么繁殖与自己相同的后代好过通过重组打破现有的基因组合。

从进化角度看，与无性生殖相比，有性生殖的另一个劣势在于产生雄性个体所损耗的成本。试想，在一个物种内既有（和雄性个体）进行有性生殖的雌性个体，也有能够进行无性生殖的雌性个体。假设每个雌性个体只产生2个子代。采用有性生殖的雌性个体平均产生一个雄性个体和一个雌性个体。采用无性生殖的雌性个体产生2个雌性个体，而这2个雌性个体也采用无性生殖。那么到了下一代会发生什么？对有性生殖的个体来说，只有雌性个体能够产生后代（雄性个体只提供精子），进而平均再产生一个雄性个体和一个雌性个体。然而，对采用无性生殖的个体来说，2个雌性个体均能产生2个后代，也就是说，初代个体将拥有4个雌性孙辈。如果该过程继续进行，我们不难理解采取无性生殖的个体能够迅速占领种群，侵占有性生殖个体的份额。可是，自然界中有性生殖仍然是主流，这也是一个进化的悖论。

在进化生物学家看来，有性生殖之所以一直存在，必然是因为它带来的优势超过了弊端和成本。50多年来，相关研究的重点都是明确具体的优势。相应地，也提出了许多假说，其中最有名的非"红皇后"* 莫属。该假说认为，有性生殖能使每一代出现新的后代，进而能够更好地抵御飞速进化的寄生虫。一些简明的论证支持了这一假说。比如，水蚤是一种小型甲壳类动物，采用有性或无性的方式进行繁殖。研究指出，通过有性生殖产生的后代比通过无性生殖产生的后代更能抵御曾感染上一代的寄生虫。然而，所有为解释有性生殖的优势而提出的假说都无法说明为何这种生殖方式会持续存在，按理说，有性生殖和无性生殖交替出现能带来相同的优势，且不会产生与之相关的成本。

在一项研究中，我们提出的假说认为，有性生殖被选择的原因是它能更好地抵御传染性癌细胞造成的感染。我想一定会有读者强调，传染性癌症很罕见，因此无法对选择施加强有力的影响。此外，我们先前提到的

---

* 出自卡罗尔（Lewis Caroll）的小说《爱丽丝镜中奇遇记》（*Through the Looking-Glass, and What Alice Found There*）。故事中，爱丽丝被红皇后带入了一场狂奔。"我们为什么要跑？"爱丽丝问道。红皇后向她解释，景物飞逝，只有不停奔跑才能留在原地。由于寄生虫发生了进化并且适应了人体的环境，所以不停产生新的组合非常重要。

几个例子已经证实,传染性癌症会感染采用有性生殖的物种。那它真的会是有性生殖的起源吗?

应对作弊细胞是原始多细胞生物面临的主要障碍:作弊者中既有它们自己的细胞,也有来自环境中其他个体的细胞。由于新生的抗癌机制只具备一些基础的功能,所以对前寒武纪时期的原始多细胞生物来说,可传染的作弊细胞会构成真正的灾难。现有案例,尤其是袋獾的例子,证明这些细胞能给宿主带来多么大的毁灭。

在针对入侵者的各类反抗中,第一步是识别外来者,也就是免疫学家所说的"非我"。无论有性生殖还是无性生殖,都不会影响生物识别寄生虫等典型外来者的能力。毕竟寄生虫是有别于宿主的物种,拥有与宿主不同的基因组。但对无性生殖的物种来说,识别癌细胞似乎困难得多。如果我和我的邻居在基因上完全相同,那么他的癌细胞与我们两人的健康细胞具有同等的相似性,并且他的癌细胞已经提前适应了我的身体环境。理论上,一个能发现任何细微异常的高精度系统或许可以解决这一问题,但如果错误反复出现,生物因此患上自身免疫病的风险极大。

若要识别所有试图入侵人体的传染性癌细胞,一个根本性的方法是变得独一无二。有性生殖和基因重组可以做到这一点。因此,对有性生殖的物种来说,个体产生的癌细胞在传染过程中将立刻被识别为"非我",无法再传给后代。该假说是否与观察结果相符?多个层面都给出了肯定回答。对人类而言,癌症在妊娠期间由母体传染给孩子的情况极少,能做到这一点的癌症恰好拥有一些特殊的适应,能让自己不会被胚胎识别为"非我"。如果同卵双胎中的一个得了白血病,另一个很容易被传染,这是因为二者具有遗传相似性。对通过出芽生殖方式进行无性生殖的水螅来说,癌症可以轻松地传给后代。

如果该假说为真,我们可以做出多个预测。首先,不会患癌的物种,如细菌,或者不会罹患侵袭性癌的物种,如植物,或许更常采用无性生殖的方式。该预测已经得到证实。其次,有性生殖的物种很少罹患传染性癌症,而且这种情况只发生在格外有利于传染的特定情况之下。现存的无性生殖物种应该存在时间不长。如果已经存在了很长时间,它们应该拥有抗癌效率极高的适应。这些预测也得到了证实:许多采用无性生殖的物种都是最近才出现的,而像蛭形轮虫*(一些人将其称为进化之耻,因为经过数百万年的无性生殖,它们依旧存在)这样的例外明显拥有能对细胞脱轨进行引导的适应。至于社会性昆虫所患的社会性癌症(本书开篇曾经提过)具有传染性,能给群落带来毁灭性打击,其中,不出所料的是,采取无性生殖的蚂蚁和蜜蜂都是这种癌症的受害者。

既然有性生殖在过去因为能限制癌细胞的传染风险而获得偏爱,我们能否断言这种选择限制如今仍然存在?同卵双胎的例子似乎清楚地说明,事实就是如此。每个个体在一生中都会产生癌细胞,因此潜在的传染源比以往任何时候都更加普遍。此外,与传染性癌症有关的案例还表明,存在于个体之间的感染途径极其多样。我们的假说刚提出不久,时间和实验将告诉我们它是否正确。

---

* 大部分情况下,这种水生动物体长不足2毫米。

◈ 第十六章

癌细胞是否真的永生不死

死后，生命是否依然存在？自从人脑有能力提出此类问题之后，这个问题就一直困扰着人类。我们能欣然接受一点，即成为胚胎，人才能存在于这个世界，但越是这样，大部分人就越是难以承认人在死后不复存在，甚至觉得这无法想象。不过，在某些情况下，癌症能够在我们死后继续存活。最具代表性的例子便是传染性癌症。发生癌变的细胞摆脱了和宿主一起消失的宿命。

海拉细胞系

永生不死是传染性癌症独有的能力吗？答案是否定的。这里就要提到海里埃塔·拉克斯（Henrietta Lacks）的奇特经历。1951 年 1 月 29 日，这名非洲裔美国妇女因为腹痛和出血，前往位于巴尔的摩市的约翰斯霍普金斯医院。事实上，她得了一种侵袭性极强的子宫颈癌。在未经患者同意的情况下，医生采集了 2 份肿瘤样本，并对细胞进行培养。作为最早进行体外培养的细胞，它们如今仍然处于存活状态，甚至为全世界的实验室所使用。为了致敬海里埃塔·拉克斯，这些细胞被称为海拉细胞（HeLa cell）。1951 年 10 月 4 日，海里埃塔·拉克斯去世，年仅 31 岁。但是，她的癌细胞让她实现了某种形式的永生。有趣的是,自1951年起,海拉细胞不断分裂,以至于一些生物学家,如芝加哥大学的美国进化生物学家范·瓦伦(Leigh Van Valen)认为,海拉细胞和原细胞已经不再具有相似性,甚至与人类细胞的相似度也不高。

癌细胞不断分裂的原因之一在于端粒的持久性。端粒位于染色体顶端,负责保护染色体并参与维持遗传信息的完整性。它就像鞋带末端的绳花,能防止鞋带散成丝缕。原则上,细胞每分裂一次,端粒变短一截。当端粒过短时,细胞就会停止分裂并且死亡。由于存在一种名为端粒酶的物质,癌细胞不会出现这种情况。于是,对癌细胞而言,端粒不会变短,细胞分裂不会停止。没有了生物钟,所有癌细胞便和海拉细胞一样,永生不死。这一特征甚至成为定义癌细胞的标准之一。但是,如果癌细胞的宿主死了,那该怎么办?

即使对健康的细胞而言,死亡的定义也是非常复杂的。我们发现,细胞层面的生命已经超越了通常定义的死亡!比如,死后的24—96小时内,一些基因的活动增加!研究人员将在这个时间段进行的过程称为"死亡的黄昏"(twilight of death)。科学家已经为这些在死后发生的细胞活动标定了时间顺序,甚至定义了一些能可靠推定死亡时刻的标志物。按照逻辑,在"死亡的黄昏"中被激活的基因主要在应激状态下表达,目的是维持细胞内环境的稳定。同样令人难以置信的是,法国巴斯德研究所在著名的《自然-通讯》(Nature Communications)杂志上发表的一项研究指出,从一名已经去世的95岁女性体内提取的肌肉干细胞和骨髓干细胞处于一种"休眠"状态,并且在她去世17天后依然存活,可以分化成肌肉纤维。

小鼠的"活死人之夜"

鉴于大部分癌症均由脱轨的干细胞引发,我们完全有理由相信,人死后,体内的癌症干细胞应该和健康的干细胞一样,不会和人一起消失,至少不会同时消失！研究人员从那些于"死亡的黄昏"中被激活的基因里,发现了在胚胎形成阶段表达的基因和与癌症有关的基因。原则上,在胚胎形成阶段表达的基因会在人度过这一阶段之后保持沉默。它们再次进行表达的原因尚未查明。是不是在死亡之后,细胞所处的环境短暂地恢复了胚胎形成时的状况？或者由于死亡,抑制这些基因表达的限制失灵？此外,与癌症有关的基因进行表达的原因也是个谜。不管怎样,由于器官捐赠要在死后数小时内进行,所以从这个角度来看,针对该现象的研究是十分重要的。

于是,我和同行,蒙彼利埃癌症研究所的病理解剖学家贝尔内,进行了一场疯狂的实验。一开始,作为试水,我们用另一个实验中使用的小鼠。它们患有转移胰腺癌。我们没有将它们的器官丢弃,而是保存起来并定期观察,以便从中发现一些可能存在的生命痕迹。几天后的一个早晨,贝尔内打电话告诉我,她从前一天19点开始观察死后标本。由于结果太惊人,所以她一直工作到午夜。本以为只能找到死亡细胞的她却在癌组织内发现了一些生机勃勃的小区域及壮观的细胞分裂场面！"真不敢相信,那简直是一场活死人之夜。"听她这么说,我惊呆了。遗憾的是,由于后勤方面的原因,第一次实验在15天后不得不终止。于是,我们决定换一种癌症重新开始。这一次,我们的实验进行到标本死后第30天:在健康的组织中,一切都已经死亡,而在肿瘤内的部分区域,却存在一些生命的迹象。由于我们在实验中使用的癌症类似于"马戏团里的动物",也就是说它们被长期培养在实验室里且已发生了遗传变异,所以我们的发现会不会是由此引发的假象？它的出现会不会只是因为肿瘤细胞的死亡时间晚于健康细胞？又或者,它是一个开始？如果是,又会是什么的开始？到目前为止,无人知晓。袋獾的面部肿瘤拥有2种细胞形式。很明显,它开启了一条通向寄生生活方式的全新进化路径。犬类传染性性病肿瘤和双壳类动物感染的白血病也是如此。我要补充的是,目前谁也不知道传染性癌细胞能在海水中独自存活多久,也没有人知道,没有遇见另一只双壳类动物的传染性癌细胞会变成什么样。海拉细胞是一种在实验室内永生不死的生命形式。至于其他情况,坦白地说,是存在疑问的。不过,有一点是肯定的:全世界的老师都会告诉学生,由于癌细胞的生活方式是寄生,所以它们将按照一定的步骤和宿主一起死亡。不过,现实一定更加复杂。诚然,宿主死亡是一个重大的生态事件,但癌细胞凭借其惊人的多样性,能够忍耐肿瘤内部极其恶劣的环境(酸性、缺氧)以及人类在治疗时对它们使用的许多"毒药"。

这恰恰证明,关于癌症秘密的研究还要继续。

◆ 第十七章

有趣的结对

　　什么是进化依赖？两个物种在数千年甚至数百万年的进化过程中彼此影响，就会形成进化依赖。为了实现这种相互作用，二者都为对方做出了一些适应。各方的特化使它们再也不能离开彼此。总体来说，就像是一对"老夫老妻"。共生（symbiosis）是一种利益共享的联盟，其中的物种互相影响，谁都不能离开对方独自生存。相关的案例常常出人意料。有时，这种联盟虽然对双方都有利，但并不完全具有强制性。因此，严格的共生与互利共生（mutualism）之间有一系列过渡状态，是一个连续体。以植物与传粉者之间的关系为例。植物依靠传粉者进行繁殖，而传粉者依靠植物获取食物、维持生存。这种联盟关系有时非常紧密，以至于结对的2个物种被误认为是同一个物种，比如地衣，它其实是藻类和真菌形成的共生体。此外，真菌和植物的根也能形成共生体，被称为菌根。真菌从植物的光合作用中获益，以此得到生存所需的糖。作为回报，真菌的菌丝占据了植物的根部，方便植物获取土壤中的矿物质。

　　这种相互进化的现象被称为协同进化。虽然双方都能获得利益，但这种互利关系在进化过程中建立在一种微妙的平衡之上。也就是说，既允许对方获得它需要的东西，又要防止它获取过多。因此，二者之间的氛围更像是一种长期的相互监视，而不是绝对的信任。以鱼类为例，某些品种的鱼以同类体表的寄生虫为食。它们以此获得食物,同类则自愿前来接受清洁,以除去寄生虫。有时,一些"清洁工"因为没有找到可以吃的寄生虫,就咬掉"顾客"的一块肉,然后迅速逃走!一旦这种"淘气"的行为越来越普遍,"顾客"付出的成本就超过了回报。因此,这种互利关系并不是一成不变的。它们会进化,直到双方收益失衡导致一方成为另一方的寄生物。

进化依赖也可能存在于有利益冲突的双方之间。植物和食草动物之间的某些关系便是如此。一个有趣的例子:某些生长在非洲的植物只有在迁徙中的食草动物经过之后才会结出果实。这种做法的好处很明显:避免植物的种子了结在食草动物的消化道中。因此,自然选择偏爱有耐心等待的植物。除迁徙外,直接能让这些植物知道食草动物已经离开的行为就是放牧。换句话说,它们在被食草动物啃食过之后才会结果。有趣的是,当食草动物改变了迁徙路线后,这些植物的结果量会下降,这是因为它们花了太多时间等待一个不会发生的事件。从进化层面看,它们对这些食草动物产生了依赖!

进化依赖还可能存在于生物和寄生虫之间。对人类来说,该现象尤为常见。虽然人类曾经常常与大量寄生虫一起生活,但是许多地区已告别了这种情况。事实上,由于环境和社会发生了显著的变化,如沼泽干涸、饮用水的使用、抗生素的普及,人类与病原体的接触大幅减少。

但是,这样真的好吗? 乍一看,似乎是一件好事,因为许多寄生虫对人体有严重损害。然而,进化论给出了一种全新观点。宿主-寄生虫的协同进化产生了复杂的相互作用,所以减少与寄生虫的接触有时会有负面影响。在此,我解释一下:人体的一些肠道寄生虫如蠕虫,发展出削弱免疫系统的能力,以提高存活率。作为回应,免疫系统的调节能力也有所进化,目的是在蠕虫存在的情况下恢复正常的表达。当蠕虫突然被杀死时,人体会出现免疫功能障碍,这是因为这些寄生虫的调节作用同步消失,导致免疫反应过大,引发自身免疫病。免疫系统疏于调节也会影响感染风险,它会使生物体内微生物群的结构发生变化。

虽然突然杀死寄生虫常常对健康有益,但是宿主和寄生虫在协同进化中被选中的复杂关系导致该行为也会造成破坏。过敏、克罗恩病、哮喘等疾病的复发,似乎与某些寄生虫的突然消失有关。与家里使用洗碗机的孩子相比,来自手洗餐具家庭的孩子较少产生过敏反应。同样,与生活在干净的城市环境中的年轻人相比,和动物一同长大或生活在农场中的年轻人也不容易过敏。既然人体免疫系统似乎难以适应没有寄生虫的环境,为何不在治疗中模拟寄生虫的存在,从而在不产生负面影响的情况下解决进化依赖的问题?事实上,科学家已着手相关研究并且获得了一些积极的成果。猪鞭虫(*Trichuris suis*)是一种生活在猪体内的蠕虫,而克罗恩病患者吞下它的虫卵后,症状有所减轻。这些虫卵无法在人体内发育,因此不会造成感染,但它能启动人体的免疫系统,进而恢复失去的平衡。

鉴于各方之间存在漫长的协同进化,进化生物学告诉我们,消灭其中任何一方都会产生间接损害。因此,我们应当在治疗中模拟缺失的进化伙伴,以防出现这些负面后果。除了具有传染性的病原体外,我们推测,该逻辑同样适用于癌症,这是因为自多细胞状态于5亿年前在前寒武纪出现以来,多细胞生物一直都在面对癌症。如果没有癌细胞,人体免疫系统将发生"技术故障"。许多实验室致力于疫苗研发,以便尽早甚至是在癌前期杀死癌细胞,但相关研发人员都忽视了"技术故障"问题。即便研究好几年也不一定能轻松地切断肿瘤与其携带者之间的动态关系。因此,和前面提到的肥胖悖论一样,消灭肿瘤可能会改变内部参数,使最初被抑制的恶性细胞得以发展。这一观点越来越多地用于解释为何当肿瘤被切除后,人们发现出现了新的癌症。为了自我维持,肿瘤会发出一些强烈的化学信号,促进血管生长(血管生成)。如果身体发现典型的癌症异常,会尽可能减弱血管生成应答,导致已有的其他小型肿瘤失去养料。当大型肿瘤被切除时,它发出的与血管生成有关的异常信号立刻消失。于是,没有再发现异常情况的身体恢复了正常,但原本挨饿的小型肿瘤重新获得了食物。

袋獾为我们提供了另一个与癌症有关的进化依赖案例。在传染性癌症最为严重的区域,自然选择偏爱性早熟的个体。从进化角度看,这一点也不奇怪,因为它促使个体在因癌症死亡之前提前启动繁殖。然而,这种适应只有在癌症存在的情况下才有意义,其本身对个体无益。性早熟(1岁)的袋獾身材矮小,在照顾子代方面缺乏经验。因此,从进化角度看,发生这种适应的动物正在对它们的癌症产生依赖。

在很长一段时间里,我们一直认为,要解决寄生虫问题只要将其杀死即可,死了的寄生虫才是好的寄生虫。现在,我们知道,由于存在进化依赖,事情变得更加复杂。癌症很可能也是如此,而人们才刚刚开始思考这一问题。比如,关于抗癌疫苗的研究乍看之下极具吸引力,因为通常来看,与治疗不同,疫苗确实不太会引起耐药变异体选择的问题。然而,它可能会带来与癌症有关的进化依赖所产生的麻烦。

◆ 第十八章

小心入侵物种

在癌症的生物学特征中,最狡猾也最危险的一点是,原发性肿瘤的细胞倾向于在血管或者淋巴管上建立次级病灶,也就是转移。在很长一段时间里,人们一直以为,转移过程出现较晚,要开启这一过程,必须累积突变,因此只有达到一定阶段的肿瘤才会转移。简而言之,转移是一个典型的线性模型。但现在,我们知道,癌症转移可能早就已经发生,只不过由于细胞在被占领的器官内常常处于休眠状态,所以人们发现得晚。这就是所谓的并行模型。许多男性发现前列腺癌后,以为是局限性的,于是切除了前列腺。他们自认为就此解脱,却在几年后发现癌症转移到了骨髓。唯一的解释是,由于癌症尚处于初期阶段,人们以为它是局限性的,殊不知事实上癌细胞已开始扩散。

不少癌症都会扩散,但与我们的想法相反的是,转移过程的效率极低:据估计,在离开原发性肿瘤的细胞中,成功在别处驻扎的不足1%！尽管每天有数百万细胞离开原发性肿瘤,但是大部分都会失败并且死亡。少数成功到达的细胞起初形成微转移,然后在某一天形成宏转移,随后形成继发性转移,直到疾病向全身扩散。这再一次让我们做出判断,癌症是一个进化生物学问题:必要时,只有具备提前适应新栖息地的性状和与之相符的生态特征的变异体才能成功转移。与该假说一致的是,我们发现,即使原发性肿瘤位于不同器官,那些成功占领同一新器官的细胞也具有相似性。这些趋同现象让我们再一次思考选择过程的存在,其间只有某些细胞能够在特定的栖息地生长发育。最近一些研究还指出,原发性肿瘤能够以远程方式准备好肿瘤未来的驻扎场地。为此,它们会分泌一些被称为外泌体的小型膜泡。后者全副武装,精准瞄向将要转移的目标器官。当这些小型突击队到达目的地后,它们携带的分子库将为未来的"移民"准备好生态位。

转移了的肿瘤细胞还会"回家看看",也就是说,它们会重新占领初始肿瘤。这一过程被称为自激注入(self-seeding)。从生态角度看,外出游历的细胞能够适应原来的栖息地,这并不奇怪。自激注入有利于促进特定原发性肿瘤的生长。该现象还能解释为何癌症会局部复发,特别是原发性肿瘤已被完全切除的情况。在某些情况下,治疗尤其是放疗甚至有可能促进自激注入的发生。很明显,发生自激注入次数最多的肿瘤也是向不同区域转移次数最多的肿瘤。因此,它们往往具有侵袭性。目前,自激注入有2种模型。在第一种模型中,迁移的细胞进入血液循环,直接回到原发性肿瘤。在第二种模型中,参与自激注入的细胞来自原发性肿瘤的第一次转移,也就是说,自激注入分为2个阶段,细胞会在另一个器官中停留一段时间。从数学模型看,第二种似乎比第一种更加可信。

以生物入侵为参照

在我们这些进化生物学家看来,肿瘤转移和生物入侵的生态特征具有惊人的相似性。随着交流的全球化,每天都有数十甚至更多的外来物种登陆全球各大洲,其中绝大部分会死亡,无法成功驻扎。然而,某些物种在新栖息地形成的种群会给当地生态带来负面甚至灾难性的影响。比如,海狸鼠是一种原产于南美洲的啮齿类动物。19世纪时,人们为了获得它的毛皮将其引入法国。由于一些海狸鼠意外逃走或被饲养者放生,如今该物种已经占领了法国大部分地区的湿地,并且对生态环境和人类活动造成了许多破坏(过度啃食植物、破坏堤坝)。1880年前后由美国引入欧洲的一种螯虾、灰松鼠、巴西彩龟、红领绿鹦鹉、白纹伊蚊、黄脚胡蜂、虎杖、大叶醉鱼草等许多物种也是这样。幸运的是,生态学家和进化生物学家已经对生物入侵现象进行了很多年的研究。因此,我们有一系列概念和知识可以用于研究折磨人的癌症。当物种的生殖方式与癌细胞的增殖存在一定的相似度时,以生物入侵为参照更具意义。极具环境侵略性的美洲龙纹螯虾便是其中一例。该物种采用孤雌生殖方式,也就是说,它的生殖不依赖任何性征,个体的发育从一颗未受精的卵子开始。我们对生物入侵的认识逐渐深入,并掌握了能有效解决入侵问题的措施。虽然癌细胞和入侵物种之间存在差异,但关键并非识别这些差异,而是判断哪些有效应对入侵物种的措施可以为治疗癌症扩散提供灵感。

进化生物学家的另一个目标是查明癌细胞离开原发性肿瘤的原因,从中获得的认知或许可以直接用于治疗,比如借助治疗操控推动癌细胞迁移的条件。最简单的一种情境涉及物理问题:所处的器官大小有限,扩散了的癌细胞最终挤在一起,当血管将原发性肿瘤与机体的其他部位连起来之后,部分癌细胞可以被带入健康的系统。

除了这个看似简单但至少部分可信的解释外,可能还有一些适应性方面的原因。除传染性癌症外,癌症的跟踪观察最多只有几年。虽然时间不长,但癌症在人体内实时进化,产生了极其多样的变异体。这就是为什么具有较高选择价值的变异体能够被迅速选中。别忘了,只有成功发展的癌症才能被我们发现。除了强势且迅速的自然选择外,还有之前提过的返祖假说,也就是说,仍被编码在人类DNA中的古老程序或许会再次被激活。

在与适应性有关的典型情境中,最常见的一种与资源问题有关。癌细胞会掠夺周围的资源,当环境中的资源缺乏时,它们自然要让血管生长,这既是为了从别处获得资源,也是为了方便离开栖息地去别处寻找资源。一些研究表明,若人为地向肿瘤提供资源,它们的转移倾向将减弱,这意味着至少对某些肿瘤来说,做出转移的决定主要是出于营养原因。正如莫非特癌症中心的布朗(Joel Brown)所言:"向它们喂食,它们会很满意。"该假说的可信度很高,因为许多生物确实会在周围资源变得稀少的时候更换栖息地。人类也是如此:在贫瘠地区耕种的农民要么提高灌溉质量,要么迁往他处。鉴于此,我们或许会认为,若是在营养物质丰富的器官内发展的肿瘤,癌细胞不会转移,至少短期内不会。事实上,起决定性作用的不是资源的总量,而是癌细胞周围的资源情况,就像一座富裕的城市内依然可能有贫民。根据环境开发的程度,一个细胞即使处于资源丰富的器官内,也有可能启动迁移程序。除资源问题外,癌细胞极其特殊的新陈代谢所引发的污染可能也是刺激癌细胞离开的原因。

在适应性方面可能还有其他未经验证的原因。比如,当原发性肿瘤在某处生长时,它必然会引起人体防御系统的注意并处于免疫的"炮火"之下。从存活概率上看,留在"战区"和去别处碰运气没有差别。该假说符合转移过程有可能很早就已经开始的事实。此外,治疗也发挥了作用。事实上,我们至少可以将癌症的一生分为两大阶段:诊断前和诊断后。诊断前,天生的防御机制尤其是免疫系统是癌症唯一的敌人。但是,诊断后,癌症就要不断遭受治疗的折磨,处境艰难。

关于癌症过早转移扩散的另一种解释是避免与"亲属"竞争。这个原因可能也与适应性有关。大量进化生态学研究指出,无论在动物界还是植物界,当个体在竞争中伤害与其有亲缘关系的个体时,它们便会产生转移的动机。在肿瘤的生长过程中,至少在初期,癌细胞之间存在强烈的亲缘关系。在癌细胞群为了获得食物而促进血管生长之前,局部将出现资源枯竭的情况。当第一根或第一批血管生长至肿瘤时,由模型可知,部分癌细胞将发生转移,以降低与"亲属"之间的竞争。随着肿瘤的生长,新的血管抵达,同样的过程可能再次发生,进而掀起一股又一股"移民潮"。

算上血管这种补给方式,目前人们还不知道"喂饱"肿瘤细胞的可能性有多大。如果这种能力自某一阈值开始减弱,那么在新形成的细胞中,试图离开的癌细胞占比应该会随之提高。另外,我们还可以想到,原发性肿瘤向它所在的区域以外派出一些癌细胞作为诱饵,从而分散免疫系统的注意,来降低自己的压力。这么做依旧不是出于自身意愿,而是自然选择的结果。根据这一选择逻辑,我们可以更多地发现以这种方法生长的肿瘤。

除了转移时间的早晚外,另一个因素与癌细胞采用单独转移还是组团转移的方式有关。很明显,当癌症已经发展到一定阶段时,组团转移的癌细胞更常见。这意味着免疫系统可能已经遭到破坏:成团的癌细胞或许一直都在,只是在癌症初期,它们受到了更为有效的攻击。另一种假说认为,参与转移的癌细胞在初期和末期的转移原因不同。此外,与单独转移的癌细胞相比,组团转移的癌细胞似乎拥有更高的驻扎成功率。

向转移过程提问

上面提到的可能性表明,我们对与转移有关的进化生态学知识一无所知。这颇具戏剧性,因为通常夺去患者性命的正是转移!相关认知的缺失在一定程度上是由于研究难以进行,比如在癌细胞群规模方面,我们目前只能探测到拥有100万个癌细胞以上的癌细胞群。从癌细胞驻扎到实现100万的规模,这期间发生的事情对科学家来说仍然是一个未知的"黑箱"。然而,这一阶段非常重要。我们如果将癌细胞和入侵物种进行类比,就可以知道,最初占领新栖息地的个体只是原种群多样性的一个子样本,这就好比我们从一个装有几百颗各色糖果的盒子里取出几颗糖果一样。当然,一旦驻扎,转移的癌细胞将发生进化并再次分化,但是,形成一个装有各色糖果的新盒子还需要一定时间:起初,转移癌细胞的分化程度很低,并且从理论上说它更容易被一举根除,没有发生耐药性选择的风险。因此,确实存在一个短暂的窗口期,在此期间所有的转移癌细胞都能相对容易被消灭。这也是为什么打开这只"黑箱"如此重要!请对科技进步抱有信心。一些性能卓越的工具已在研发中,未来它们能将循环肿瘤细胞当场"抓住"。无论如何,要更好地治疗转移癌,先要对它有更深入的了解,这一点毋庸置疑。

阿利克斯-帕纳比埃博士是一位优秀的大学老师。精力充沛的她还是蒙彼利埃大学医学院罕见人体循环细胞实验室的负责人。在她看来,发现和研究循环肿瘤细胞是一个重大课题。相较于留在瘤块内的肿瘤细胞,哪些肿瘤细胞会转移?它们的数量是多少?如何移动:单独还是组团?转移的高峰期发生在什么时候?侵袭性最强的循环肿瘤细胞能在远离原发性肿瘤的地方驻扎并形成次级病灶,它们有何特性?阿利克斯-帕纳比埃博士和团队研发的技术,开启了这一课题的探索。这种研究方法的优点是对患者的伤害性极低,采血即可,可以经常开展。剩下的工作将由实验室内的先进装置完成,可以从定量和定性两方面对这些转移的癌细胞进行研究。通过对肿瘤进行实时液体活检,即使最初的肿瘤及其转移灶无法触及或已经被切除,人们也可以准确地识别患者的癌症种类。

这类研究前景广阔,在技术和生物领域取得了可喜的进展,最终或许能给有关转移级联反应的认识带来革命性变化。该技术有助于在治疗开始前提供独立的预后信息。它甚至能在传统成像技术发现转移灶之前诊断出临床复发转移。一个曾经罹患癌症的人的体内若出现循环肿瘤细胞,这意味着癌症已经出现侵袭性复发。最后,对循环肿瘤细胞进行的定量跟踪可以作为新的生物标志物,用于评估所选疗法的有效性:如果治疗有效,我们应该可以看到患者血液中的转移细胞数量减少甚至完全消失。

此外,这种跟踪还能揭示癌症对某种治疗方法的耐药性机制,有助于识别新的治疗靶点。事实上,研究循环肿瘤细胞的生物学特征有助于更好地识别耐药癌细胞的属性。这些信息对研究人员和肿瘤科医生来说都是非常宝贵的,它们能使治疗更具个性化并向精准医学迈进。

2018年3月,《科学报告》(Scientific Reports)杂志发表的一篇文章声称,可能发现了人体的第80个器官:间质(interstitium)!作为一层充满循环液的组织,它遍布全身,包括皮肤表面以下,消化系统、肺部、尿路沿线,动脉、静脉周围,以及肌肉之间。尽管这看起来令人难以置信,但科学家此前确实没能发现它的存在,这是因为常用的显微镜不同于共聚焦显微内镜,无法看见该组织!间质并不是实心的,而是充满了液体。它在人体内形成了无数个彼此相连的"隔间"。目前,相关研究才刚刚起步,但是科学家已开始思考该器官在癌症扩散中可能发挥的关键作用,或许间质内也存在对癌症转移具有重要影响的循环肿瘤细胞。

◇ 第十九章

癌症操控人类

人在生病时,身体状态将发生一系列变化,会出现发热、食欲缺乏、疲劳等情况。进化医学和进化寄生虫学通常将这些表现分为三大类。第一类是病理性紊乱,它没有任何具体的功能,只是其他现象的副产品。第二类是宿主的适应,如发热、免疫系统强化导致的嗜睡、为了排出有毒食物呕吐等。最后一类属于入侵者为了利用人体而做出的适应,也被称为寄生操控。事实上,寄生虫的数量非常庞大。它们之所以被称为"操控者",是因为它们能改变宿主的表型(行为、颜色、形态),从而实现自身的生存和传播。操控现象在肿瘤微环境中极为常见,但我们很可能低估了癌症在其微环境之外施加的操控行为的重要性。

寄生虫的战术

在癌症还没成为我的课题前,具有行为操控能力的寄生虫是我钟爱的研究主题。这是一个迷人的世界。寄生虫为了达到自己的目的,会使用各种各样的策略。有时,它们会利用中间宿主。比如,需要在绵羊体内完成生活史的枝双腔吸虫会利用蚂蚁,通过操控其自杀来达到这一目的。绵羊并不以蚂蚁为食,但这种寄生虫会进入蚂蚁的大脑,控制其爬上草尖。要想在正在吃草的绵羊的消化道里了结余生,这是最有效的做法。同样令人惊讶的还有一种属于线虫的寄生虫,它也使用蚂蚁作为中间宿主,从而在鸟的体内完成自己的生活史。但是,它的目标宿主并不是食虫鸟,而是一种食果鸟。于是,这种寄生虫改变了蚂蚁的形态和行为,使后者原本黑色的腹部变成红色,好似一颗小小的果实,并且让它腹部朝上。由于这种拟态确实接近完美,所以当我们在结有果实的树枝上看到一只被这种线虫寄生的蚂蚁时,需要仔细观察才能将其辨认出来。线虫会操控并强迫陆生昆虫投水自尽,以此在水中完成自己的生活史。一些寄生蜂会在瓢虫等昆虫的体内产卵。它们的幼虫在瓢虫体内生长,啃食一切,只留下维持瓢虫生存所需的部分。随后,幼虫离开受害者的身体,在瓢虫的足间结茧。令人惊讶的是,带着蜂茧的瓢虫并没有死,还能在幼蜂破茧而出前保护蜂茧,抵御潜在的捕食者。这是一种保卫式的操控。

即使是人类,有时也会被寄生虫操控。举个例子:蛲虫是一种小型的肠道寄生虫,属于线虫的一种。在驱虫药普及之前,它常常出现在儿童体内。雌性蛲虫会在肛门周围产卵,尤其是晚上,并引起剧烈的瘙痒。我曾经听外祖母说过:"他烦躁不安,应该是长虫子了!"一旦被感染,手指上出现数千个虫卵都不是难事。在与他人接触或污染共享的食物时,人也成了传播媒介。这种对行为的操控非常简单,但对传播寄生虫来说特别有效。所以说,被自然选择选中的不一定复杂,但一定有用。

在孔布(Claude Combes)教授等多位科学家看来,打喷嚏或许也是一种操控行为,能够传播具有传染性的病原体,如唾沫携带的流感病毒。只要逆着光线的方向观察一个在打喷嚏时没有用手捂嘴的人,就能知道喷嚏的喷射力有多强。另一个例子是狂躁性狂犬病毒诱导产生大量的唾液和攻击行为,以促进撕咬时病毒的传播。

许多通过蚊子等媒介四处传播的寄生虫也是行为操控者,更准确地说,它们是胃口操控者。近年来,一些研究指出,作为疟疾的病原体之一,恶性疟原虫（*Plasmodium falciparum*）甚至施加了三重操控！在作为媒介的蚊子体内时，它抑制蚊子的食欲，从而降低后者在吸血时被杀死的可能性，毕竟吸血对它的生殖无效。然而，在进入蚊子的唾液腺并具备传播能力之后，它又会增强蚊子的食欲！在这种情况下，蚊子叮咬得越多，疾病传播得就越广！最后，在进入人体之后，这种寄生虫将操控人体的气味，使人对蚊子更具吸引力，以便在另一只蚊子前来吸血时进入其体内。恶性疟原虫并非唯一通过操控宿主促进自身传播的寄生虫。流行病学家已经意识到，思考寄生策略，从而更深刻地掌握媒介传染病的动力学机制是非常重要的，至少对公共卫生来说是关键。当引发疾病的寄生虫是操控者时，了解疾病的传播方式能够扭转局面。

另一个实例算是我们的"老熟人"了。它就是弓形虫（*Toxoplasma gondii*），即弓形虫病的病原体。据估计，30%—40%的人感染了这种寄生虫，我也是其中之一。当时我之所以想知道自己是否感染了这种寄生虫，纯粹是出于好奇。这种在全球范围内都极其普遍的原生动物在医学领域，尤其是在心理学和精神病学领域引发了越来越多的讨论。近年来，不断有研究表明，弓形虫与人体神经系统的紊乱有关，原因在于它对啮齿类动物的操控。

弓形虫的生活史有复杂和简单2种类型。这种常见的寄生虫生长于猫等猫科动物的肠道细胞内。它的卵被称为卵囊，随宿主的粪便排出体外。如果卵囊随后感染了一只猫，那么弓形虫的生活史就此完成。如果卵囊感染了一只温血脊椎动物，通常是啮齿类动物（如鼠），那么它将通过这一中间宿主间接地完成自己的生活史。只有当这只啮齿类动物被猫科动物吃掉时，弓形虫的生活史才算完成。它在鼠的体内繁殖，主要是在脑部形成永久性囊肿。人类在与猫亲密接触时，会感染这种寄生虫，继而出现一些流感症状，但并不严重。不过，对第一次感染的孕妇和免疫功能低下的患者来说，这就成了问题。如果弓形虫以脑部小型囊肿的形式存在于人体内，却以为自己身在中间宿主也就是啮齿类动物体内时，事情就变得复杂了。

多篇发表于知名期刊的研究指出，弓形虫会改变啮齿类动物的行为，以促进自身的传播。在它引起的这些麻烦中，最严重的莫过于一种致命的吸引：被感染的啮齿类动物不仅不再对猫的尿液表现出与生俱来的厌恶，甚至还会被吸引！那么，弓形虫会让人类同样被猫科动物的尿液散发出的气味吸引吗？差不多是这样。弗莱格尔（Jaroslav Flegr）教授以动物园内动物的尿液气味为基础进行研究，发现感染了弓形虫的人对猫科动物尿液气味的不适感比健康的人弱，而且这种情况仅适用于猫科动物的尿液。至于感染了弓形虫的黑猩猩，法科研中心蒙彼利埃进化科学研究所高级研究员沙尔庞捷（Marie Charpentier）发现，豹的尿液气味对它们具有致命的吸引力，而豹正是黑猩猩主要的猫科捕食者。

与啮齿类动物一样，人类在感染弓形虫后，反应时间也会大幅增加。如果说在过去，这种现象可能成为一种适应劣势，会提高人类被猫科动物尤其是剑齿虎捕食的可能性，那么如今，这种警惕性的降低将推动形成一些可能会对健康不利的行为。弗莱格尔指出，被感染的个体更常被卷入车祸。在某些情况下，被弓形虫感染可能引发严重的精神问题，如强迫症、双相障碍、痴呆、帕金森病、多动症、癫痫、严重抑郁。超过40项研究表明，该感染会引发精神分裂！除了这些严重的精神紊乱外，感染弓形虫还会使性格发生变化，而且会对男性和女性产生不同影响。男性往往会失去自信，变得更加多疑、善妒、不遵守规则，而且在面对新情况的时候更加焦虑。无论是男性还是女性，都会因为弓形虫感染表现出更强的负罪感。美国加利福尼亚大学圣塔芭芭拉分校的寄生虫学家拉弗蒂（Kevin Lafferty）认为，各国的弓形虫感染率不同，从0到接近100%不等，也就是说全球各国都有可能受到该寄生虫的影响。他甚至进一步延伸了自己的推论，设想弓形虫会影响全球政坛，使保守派政府获利！另一个最近进行的研究也认为，弓形虫将通过影响人的行为左右经济形势。

最后，尽管弓形虫并非一种病毒，但是我和我的团队发现，在弓形虫感染率最高的地区，脑癌的发生率似乎也较高。遗憾的是，在全球范围内消灭这种寄生虫是不可能的，因为人们在数百种动物体内发现了它的存在。因此，我们要做的是对其进行研究，以便更好地了解这种病原体对健康的影响，并有效地加以控制。不管怎样，我永远不会知道在脑内没有弓形虫囊肿的情况下，我的性格会是怎样的。

受癌症影响的人类行为

癌症是一种有生命的实体。如上文所述，它会操控自己的微环境。一些强有力的证据表明，癌细胞能让周围的健康细胞与之合作，从而促进肿瘤生长。现在的问题是，这种操控能否影响人的行为。

与许多疾病一样，癌症也会引发一系列症状，如疲劳以及在饮食、性欲和情绪等方面的变化。矛盾的是，我们竟然对这些变化的生物学意义知之甚少。它们是疾病的副产品，不具备任何适应性价值，还是正好相反，是人体为应对疾病或限制疾病的影响而做出的适应？它们是癌症施加的操控行为吗？特别是，人们关于癌症患者表型改变的认知主要来自疾病确诊的那一刻及之后获取的信息，但通常情况下，肿瘤此时往往已经存在了数年。因此，从侵袭性癌形成之初到被发现，我们并不了解这期间发生的变化，然而，识别这些变化并知道它们对谁有利，这非常重要！请注意，尽管这些变化属于人体的适应，但并不一定对人有利。患癌的果蝇会在死前尽可能加快自己的繁殖速度，但这种加速繁殖的行为难道不会进一步降低存活率？

尽管癌症会给睡眠和饮食带来紊乱，但目前，没有任何证据表明癌症对宿主的行为施加了适应性的操控。

当睡眠质量下降时

关于睡眠的功能,一种最为流行的假说认为,睡眠的进化是为了让生物将更多的资源分配给免疫系统。如何分配?让身体的一些功能处于休息状态即可。个体要想从每天所面对的大量传染性攻击中存活下来,这种资源导向必不可少。同等条件下,睡眠时间最长的动物拥有较为有效的免疫系统,体内的寄生虫数量也较少。尽管无法作为证据,但多个针对人体的观察结果证实了这一假说。失眠往往伴随着更高的易感性。人们在生病时,通常会感到睡眠需求增加,这是大幅加快痊愈速度的需要。尽管近期多个研究为此提供了支撑,但这个关于睡眠免疫功能的假说还需要以人为对象进行探索。

免疫系统不仅攻击寄生虫,还会攻击癌细胞。更可怕的是,免疫系统理论上长期接受杀死癌细胞的训练,而癌症如上文所述,每次最多只有几年的进化时间,除非是具有传染性的癌症。因此,在正面对抗免疫系统时,癌细胞几乎没有胜算。正因如此,致癌选择更加青睐那些能实现隐身或逃避免疫识别的癌细胞。有时,间接攻击可能更加有效:癌细胞消耗的糖似乎超过了它增殖的实际需求,研究人员将此解释为一种剥夺免疫系统养料的策略。众所周知,切断敌人的粮食补给是一种战术*,既然肿瘤会促进负责输送营养物质的血管生长,从而给自己补充养料,那我们就使用这一战术,阻碍这些小型血管形成。侧面偷袭也很有效:攻击免疫系统比较复杂,而从生理层面扰乱睡眠,进而影响免疫系统则容易得多,毕竟睡眠和免疫关系紧密。

癌症与睡眠之间关系复杂,我们对此鲜有了解。不过,以乳腺癌和卵

---

* 苏联在与纳粹德国的斯大林格勒战役中就是这样取胜的。

巢癌为例,撇开得知罹患癌症而产生的紧张不谈,这2种癌症会改变昼夜节律,影响睡眠质量。至少在某些情况下,质量较差的睡眠会促进肿瘤的生长。即使有待论证,但不排除致癌选择偏爱能够引起睡眠紊乱的癌症,因为它们能够以一种快速且有效的方式削弱最难对付的对手。

按照经典的进化推理,可以辩称,至少在这个层次上,为了能够进化,这种操控能力应该会对拥有这一特征的肿瘤及(或)其转移灶有利。然而,事实并非如此,因为免疫系统整体被削弱,所以原则上受益的是体内的所有肿瘤。但是,正如上文所述,除了像寄生虫一样能够长期进化的传染性癌症外,传统的癌症只有几年的进化时间,这或许能够解释为什么某些进化性状没有调整到位。传染性癌症的一系列策略很可能聚焦于一些更加细微的适应性,只对能够促进自身发展的肿瘤有利,以确保自身的传播。另外,由于长得最好的癌症必然更加容易被发现,所以那些成功进行的无序增殖更能吸引我们的注意,无法总是居于多数地位。

嗜糖的癌细胞

饮食也受癌细胞影响。不过,考虑到人体的肠道微生物群也能操控饮食行为,这个观点就不会令人感到奇怪了。生活在人体胃肠道的微生物能够使我们的饮食偏好向对它们有利的方向转变。它们采取各种策略,比如"劫持"连接肠道和大脑的迷走神经,改变味觉受体,调节奖赏和饱腹感的产生机制,引导影响人类情绪的毒素的生成。

癌细胞恬不知耻地掠夺它们所需的资源。考虑到自身的营养需求,肿瘤几乎不可能直接强制要求患者摄入对其有益的食物。而且,身体已经存满了它需要的资源。然而,对于肿瘤来说,人体就是一个"大饭店"。它们随心所欲地在里面吃吃喝喝,导致患者营养缺乏。出于自然反应,人一定会进行补充。如果体内缺糖并且出现了低血糖,人会本能地寻找含糖的食物。癌细胞也嗜糖。这种极端的掠夺行为与其他过程相互作用，甚至可能导致一种不可逆的体重下降，被称为恶病质或消瘦。肿瘤恶病质的具体病因目前尚未完全查明。它的特征是身体极度虚弱，缺乏营养，全身出现炎症。此外，与普通的变瘦不同，恶病质出现时肌肉质量和脂肪组织都会减少。在这种情况下，免疫系统为应对炎症而分泌的分子和肿瘤的分泌物同时引起食欲缺乏。这一过程将增加血液循环中的蛋白质和脂类(肿瘤的营养基质)的含量。

很难相信这是宿主的适应。恶病质与寿命的缩短具有相关性，甚至是导致30%以上癌症患者死亡的元凶。无论如何，由于营养缺乏会破坏免疫防御，恶病质的后果很严重。如果肿瘤确实是引发该综合征的直接原因，那么它是肿瘤活动的副产品还是为促进癌症发展而产生的性状？患者的营养缺乏源于恶病质因子的分泌，这支持了操控假说。同样，肿瘤可以操控人体血液中的脂肪含量，直至引发高脂血症，即血液中胆固醇、三酰甘油等脂类含量较高。高脂血症也会促进肿瘤的生长。

如今，癌症的操控行为已经成为众多研究的课题，我们尤其关注癌症初期即肿瘤尚未被发现之前的操控带来的影响。为此，我们可以在动物体内诱发癌症，早早地开始研究睡眠、食欲、活力、饮食偏好等变量的变化。如果操控假说为真，应当在制定预防策略和治疗方法时考虑相关知识。如上文所述，癌症治疗的主要问题很大程度上源于人们在抗击癌症时只瞄准一个目标：癌细胞。然而，癌细胞千变万化，人们迟早会遇到耐药变异体。相反，如果癌症的发展基于对宿主代谢的一系列操控，我们就可以聚焦所有患者共同表现出的代谢变化，阻碍癌症的恶化，因为这类代谢变化受癌细胞变化的影响较小。

◇ 第二十章

意想不到的生态后果

研究生态系统的运转是生态学和进化生物学的一个重要主题。我们不仅要掌握物种间相互作用所遵循的规则,特别是维持生物多样性所遵循的规则,还要预测这些过程如何在现实世界运行和进化。人类使生态平衡发生了重大变化,改变了物种之间的相互作用及某些疾病的发生频率。癌症可能也是其中之一。如果该假说成立,就意味着对野生物种来说,人类也是一个致癌物种。

生态学研究首先阐明了竞争、捕食、共生、寄生、生态剧变等过程的重要作用。这些过程支配着生态系统及其在受到环境干扰时的稳定性。然而,就算进行了几十年的研究,我们会不会仍然遗漏了一个关键元素,一个能严重影响个体和物种的竞争力、对寄生虫和捕食者的抵抗力以及移动能力的变量?如果我们向目前世界上最优秀的生态学家提出这一问题,他们会说:"不,这不可能!"然而,癌症或者说整个致癌过程就是这个被遗漏的变量。

我强调过,这个世界并非只有患癌和未患癌两类群体。从总体上看,多细胞动物的体内存在致癌过程,形成了从癌前病变到转移癌的癌细胞群。我们至少可以在动物园中发现这种癌细胞群,这是因为那里没有捕食者,动物不会在疾病早期就被消灭。

为什么我们之前忽略了这一变量？这与前些年寄生虫的研究状况有些类似：大多数生态学家在过去遗漏了寄生虫，是因为在没有合适的观察和研究工具的情况下，人们往往看不见它们。然而，在使用了更好的设备之后，我们发现，寄生虫在生态系统运转和宿主许多性状的进化中发挥了重要作用。自此之后，对一些科学家来说，寄生对生物进化的影响成为一个重要的研究课题，而对另一些科学家来说，由于这关系到所有生物，所以是一个绕不过去的主题。寄生虫和病原体会对宿主数量、遗传变异和种群进化带来重大影响。

研究人员过去关心的是寄生虫对宿主生殖和生存造成的直接影响，现在的研究则要揭示它们对目标生物的性状，如行为、形态、生理产生的意外影响。就像在生态学中常常发生的那样，级联过程能够大幅增强这些影响。因此，寄生虫和病原体彻底影响了食物链、物种间的竞争关系及某些物种的侵袭潜力。对这些平衡的颠覆可能有利于生物多样性的维护，也可能正好相反，不利于它的维护。在这种情况下，从基因和细胞到生态系统再到整个地球的群落生境，研究不同空间维度的寄生现象尤为重要。除了基本的关注点外，这些研究还有助于查明和预测病原体在正在发生巨变的地球环境中的进化动力。这些巨变包括全球变暖、栖息地碎片化、人员和货物的洲际流动加速、人口老龄化、农业与畜牧业集约化、城市化。

致癌过程的情况很可能和过去的寄生虫研究情况相同：由于它难以被发现，所以完全被低估！我们的失误在于将目光仅仅聚焦于癌症的晚期阶段，也就是转移癌阶段。然而，这只是冰山一角，而且出于多种原因，在自然界很难观察到。由于身体衰弱，动物在患病初期就被捕食者吞食了，因此我们极少看到罹患晚期癌症的个体。然而，疾病在初期确实发挥了生态作用，让携带肿瘤的个体更容易被捕食。除了缺少在野生动物体内发现早期致癌过程的工具外，对转移癌的关注也与癌症研究通常由宠物医生或兽医进行有关。对宠物来说，由于缺乏竞争者或捕食者，癌症只有在发展到侵袭阶段时才会成为问题。

由于观察上的偏差，我们此前一直将癌症视为一种衰老疾病。这可能是生态学家和进化生物学家没有向癌症投入过多关注的主要原因。别忘了，在生殖期结束后出现的疾病不会对个体的生殖成功率造成很大的影响，因此，它们不会过分影响进化。诚然，癌症确实由随年龄增长而累积的突变和天然防御机制的衰老所致。但是，是时候接受新的观点了。显然，当我们将致癌过程视为一个整体后，会发现此前的主流观点并不正确。此外，如果埃瓦尔德是正确的，即癌症由传染性病原体引发，那么癌症在动物界就应该像病毒和细菌那样无处不在。然而，晚期癌症在许多方面都和衰老的典型症状有所不同。比如，老年个体的大部分健康问题都与功能丧失有关，癌症则在发展过程中形成了一些新的功能。作为一种按照进化过程进化的生命实体，癌症可以由传染性病原体引发或其本身具有传染性，且有时会自然消退。这些正是衰老的典型症状所不具备的特征表现。

目前，我们还不知道致癌过程对野生物种的健康及精力有何影响。它可能会改变不同个体在睡眠时间、生长、社会优势、衰老等方面的差异程度。对能导致死亡的严重肿瘤而言，视物种和器官的不同，它们的生长可能需要数周、数月甚至数年的时间。在此期间，它将影响许多与之相关的生态特征，如竞争、捕食、寄生、分布。

事实上，消灭或管理自发形成的癌细胞一定会让生物付出巨大代价：免疫系统不会免费工作，且投入的能量无法用于别的重要功能。没有癌症则说明细胞的脱轨率较低或对癌症的抑制能力较强。虽然二者看起来带来了相同的结果，但在能量层面完全是两码事。此外，在自然界中，寄生压力的时空变化极大，由此产生的伴生免疫波动会影响致癌过程。

出于上述原因，我们应当研究癌症在生态系统中与其他要素相互影响的机制,并且要将癌症视为生态系统运转中的一个独立变量。在被污染的栖息地中,人们发现,在污染物的影响下,物种的患癌倾向并不相同。此外,一些影响是相互的。举个例子,如果先天性突变促进了癌症的发生,使作为猎物的物种被捕食,那么这一捕食行为反过来也会影响突变的频率,在携带这些突变的个体完全繁殖前就会将它们消灭。至于后天获得的突变导致的癌变过程,可以说它切断了,至少扰乱了个体基因与其表达方式之间的对应关系。由此产生的背景噪声降低了自然选择的效率。此外,人们不知道父母患有肿瘤会对孕育的子女造成怎样的影响,但这种影响可能确实存在。越来越多的研究证实,一些变量,如受孕时父亲的年龄,对后代特征的影响并非总是中性的。这一课题目前还是一片空白,但它非常关键,尤其需要联合生态学家、医生、兽医、进化生物学家等开展跨学科研究。

这类研究有助于进一步了解癌症带来的生态影响,而且不止于此。事实上,我们很可能极大地低估了野生物种面对癌症风险时做出的一系列适应,尤其是行为层面的适应。当我们在自然生态系统内而非实验室动物体内观察癌症时,它是一种能导致早夭的疾病,这主要是因为它降低了对捕食者和感染的抵抗力。因此,可以说生物的相互作用将加剧致癌过程的严重性,使得在没有捕食者和寄生虫的实验室环境下被认为能长期保持相对良性状态的细胞,表现为在短期内具有致命性。自然选择可能在其中发挥了作用:行为上出现的适应降低了与致癌过程有关的风险。

面对传染病,动物希望尽可能降低感染风险,或者将其治愈。如果都不能实现,那就会通过一些行为限制其对生殖成功率的影响。生活在非洲的羚羊避免食用长在牛粪周围的草,以降低因牛粪中的虫卵而感染寄生虫的风险。多种猴子和无脊椎动物拥有自我治疗的能力,它们会吃一些具有抗寄生虫功能的植物。至于人类,实验表明,我们对一些与病原体感染一同出现的面部物理变化(如过于苍白的面色、下垂的嘴角、疲惫的神情)非常敏感,即使这些变化非常细微。这样,我们就能避免与患病个体接触。如何避开存在大量诱变剂如具有天然放射性的栖息地,如何避开致癌病原体或传染性癌症携带者,如何实现自我治疗等,都是有待探索的方向。

预防癌症的行为可能比较罕见。尤其是当这类行为的执行成本较高,而患癌的可能性较低的时候,更不会采取预防措施。相反,确诊后,自我治疗的形式很可能已经进化,就像应对传染病那样。我们发现,尽管预防行为理论上能够限制癌症发展带来的负面影响,但它们并不会帮助消除导致癌细胞过早脱轨继而引发肿瘤的先天突变,而是更倾向于通过缓和癌细胞脱轨的负面影响,使其不发挥作用。那么,在进化过程中,它们为维持有害基因提供了哪些帮助?换句话说,如果自然选择没能在5亿年的时间里成功地消灭这些基因,它们是不是也要承担一部分责任?目前,科学家对此还没有准确的答案。

此外,社交互动对病情的发展有何影响?这里需要援引我和我的同事梅里及蒙塔涅(Jacques Montagne)近期在《自然-通讯》杂志发表的研究成果。我们使一些基因经过修饰的果蝇患上了结直肠癌。通过研究它们的行为,我们发现,独自生活在培养管中的患癌果蝇病情发展非常快。果蝇是一种群居动物,独处的压力削弱了它们抑制癌症发展的能力。当我们让其他果蝇和这只患癌果蝇做伴并观察癌症发展的速度时,结果更加明显。如果新的个体同样罹患癌症,那么原来那只果蝇的病情就算恶化,速度也会比独处实验中的那只慢得多。相反,如果新的个体是健康的果蝇,原来那只果蝇的病情发展将会相当迅速。影像分析表明,即使和别的果蝇在一起,患癌果蝇在社会关系上也是孤独的,它与其他个体之间的互动大幅减少。

于是,我们想知道,当一只患癌果蝇同时面对一群患癌果蝇和一群健康果蝇时,它是否有能力选择并加入减缓癌症发展速度的群体。结果发现,至少在癌症初期,患病果蝇加入减缓癌症发展速度的群体。该选择减缓了病情恶化的速度,赢得了时间,使其能在死前进行繁殖。如果癌症发生扩散,此时选择一个群体并不比选择另一个群体更具优势,果蝇就不再表现出选择偏好。至于健康的果蝇,它们的行为大不相同。面对刚刚罹患癌症的同类,它们察觉不到疾病的存在。如果同类的癌症扩散了,它们会避开患癌的群体。这种行为背后的原因尚未明确,毕竟癌症不是一种接触性传染病。那么,晚期癌症会不会具有与接触性传染病类似的效果?除非大家认为应当与容易受到感染的患癌个体保持距离。此外,身体虚弱的患癌个体还会因为容易受到捕食者的注意而被其他个体避开。这些研究不仅表明癌症会改变动物的行为,还显示出社会环境是一个需要考虑的重要因素,哪怕对果蝇这种心智能力相当有限的物种也是如此。鉴于社交隔离给患癌的啮齿类动物造成了相同的影响,更好地掌握其对人类的影响似乎非常重要。癌症患者很容易处于实际或心理上的社交隔离状态,这对他们的免疫系统和抗癌机制并非没有负面影响。人在一生中遭遇的社会环境还会影响性激素(如睾酮和雌激素)水平。从长期看,这对患癌风险不无影响。

正如上文所述,许多正在影响人类的癌症都是进化错配,即现代生活方式与人类进化史上影响最久的生活方式不一致所致。因此,人类要为癌症数量的增长负一部分责任。但是,正如法科研中心滨海环境与社会实验室研究员吉罗多(Mathieu Giraudeau)强调的那样,我们能否就此假设人类引起的大量环境变化只会让人类罹患癌症?显然不能。因此,和一些病原体一样,人类也可以算作具有致癌性的物种。令人难过的是,纵观整个生命史,复杂的多细胞生物从未有过这一身份,这进一步支持了我们正处于人类世(anthropocene)这一全新地质时期的观点。1986年4月26日发生的切尔诺贝利核泄漏事件尤其具有代表性。该事件导致事发地周围的许多人和野生动物罹患癌症。至于生活在魁北克圣劳伦斯河河口的白鲸,它们的癌症主要归因于上游的铝污染。受此影响,白鲸的患癌率从2%上升至27%。如今,全世界任何一种白鲸,甚至任何一种哺乳动物,都没有圣劳伦斯白鲸的患癌率高! 可以预见的是,与魁北克其他地区相比,生活在白鲸分布区附近的居民罹患各类癌症,尤其是消化系统癌症和乳腺癌的可能性也较高。已知臭氧层变薄会对人体健康造成影响,它似乎对野生动物也有重大影响,比如鲸越来越多地出现与阳光有关的皮肤问题。许多因人类而起的污染影响了人类及共同生活的物种的患癌率,尤其是水生环境中动物的患癌率。

光污染的影响仍在研究之中。如今,夜间一片漆黑的情况极其少见,尤其在城市中几乎不存在。夜晚对褪黑素的生成来说非常重要,而褪黑素是一种具有抗肿瘤特性的激素。此外,光污染还会破坏睡眠质量,从而间接影响对抗癌症的人体免疫系统。生活在城市或城市附近的动物都会受到光污染的影响,必然会承担暴露其中的后果,而且这种暴露程度在它们的进化史上是前所未有的。

饮食也使动物暴露在人类导致的致癌因素中。要知道许多动物都会吃人类的食物,至少它们的部分食物来自人类。如果不给动物喂食,它们会去翻找垃圾桶,而我们却认为这无关紧要。加工食品与野生动物的食性差别很大,尤其是在糖、脂肪和盐的含量方面有天壤之别。这些食物不仅不符合人类的健康要求,在动物的进化史上也是首次出现。

人类活动的另一个重大影响是天然栖息地的碎片化。只要搭乘飞机,就能透过舷窗从高空观察人类给环境带来的巨大改变。大片的自然区域变为分散的岛状地带,淹没在农田和城市的海洋之中,被(高速)公路分隔开来。许多动物因此被迫以小型亚群甚至小群体的方式生活,迟早会出现近亲繁殖问题。无论对人类还是其他动物来说,近亲繁殖都是有害的,而且我和乌伊瓦里最近通过查阅科学文献发现,它还会导致癌症形成! 这种影响可以是直接的,也可以通过削弱免疫力这种间接方式,促进致癌病原体的感染。条纹袋狸和雪豹就是这种情况。条纹袋狸是澳大利亚的一种小型有袋目动物,正面临严重的灭绝危机。栖息地碎片化可能会使近交种群癌症复发。如果该物种已经处于濒危状态,那么栖息地碎片化将对生物多样性构成严峻挑战。

由于野生动物的癌症机制与人类的相同,所以我们的某些治疗方法对它们同样有效。这是一个(小小的)安慰。巴西彩龟正面临由极速扩张的病毒引发的癌症大流行。这明显是人类活动引起的。该疾病表现为个体的背部、足部、下腹和眼睛长有菜花状的赘生物。最近一些研究指出,或许可以运用人类的治疗方法,使彩龟癌症的复发率降低18%—60%。

◇ 第二十一章

新的治疗方向

1971年,时任美国总统尼克松(Richard Nixon)在国会面前宣布"向癌症宣战"。当时,生物学正掀起一场分子革命,人们以为能以此应对一切挑战。据传,尼克松给科学家5—10年时间解决问题。这么做或许是为了让人们遗忘另一场战争的失败。

这一比喻令人印象深刻,至今仍然深深地扎根于许多人的脑海中。但是,越来越多的人,如记者瓦尔德曼(Katy Waldman)、心理学家豪泽(David Hauser)和科学家阿克蒂皮斯,对它的合理性甚至可能存在的危害提出了质疑,他们建议修正这一观点。为什么要宣战?宣战要有敌人,会有输赢,而这些概念并不一定适用于癌症。

首先,癌症由我们自身的细胞引起,它并不是一个来自外部的敌人。其次,癌细胞群是一个连续体,差不多只有具有侵袭性的癌细胞才会导致死亡。因此,致癌过程更多的是一种循序渐进的现象,而不是一个明确要消灭的敌人。它无处不在,需要我们用一生来应对和监测。

阿克蒂皮斯指出,尼克松的这则比喻还有另一个令人担忧的地方:它将患者放在战士的位置上,使其独自面对所谓的敌人。但癌症是一个可以追溯到人类诞生之初的自然过程,它极其多变且难以战胜。如果患者面对的是一种不会夺走生命的癌症,最好接受与之共存,而不是坚持要么胜利要么死亡的二元对立观点。更何况癌症是一种进化过程，当我们试图消除癌细胞时，癌细胞会进化，因此我们无法根除癌症。从理论上说，如果我们掌握了癌症的进化并加以管控，倒是可以使其处于一种平衡状态，不再具有致命性。因此，癌症的进化能力不应被视为一件坏事。如今，细菌的情况让人们接受了这一逻辑：那些对抗生素具有耐药性的细菌越是难以被杀死，我们就越要尽可能地想办法防止耐药菌在种群中成为主流。

因此，理想的抗癌策略或许是这样的：先预防，采取比以往更多的措施进行预防；如果预防失败，就在能根除的时候尝试根除；如果根除失败，就不要执着于这一目标，而是处理好耐药性的问题，使耐药癌细胞占比保持在较低的水平。最后这种情况意味着接受癌症的存在，但要通过牵制，阻碍其夺走性命。这不是一场战斗，而是处理癌症与人之间的利益冲突。我们希望，这种看问题的角度能够开辟新的研究方向，帮助我们控制病情，保持良好的生存质量。

即使存在抗癌战争，它也并非开始于50年前尼克松"宣战"之时，而是已经存在了超过5亿年。从那时起，原始多细胞生物不得不忍受作弊细胞。自然选择虽然没有彻底解决这一问题，但它根据每一时期的环境状况使癌症总体受控，不过存在一定程度的响应延迟。如今"战况"如何？说句公道话，我们在多个层次上取得了巨大的进步，但问题远没有得到解决，尤其是已经转移的癌症，它们往往很难治愈。

30多年前，进化生物学家和医生已经开始共同商讨这一问题，由此形成了一门名为进化医学的跨领域学科。传统医学特别关注机制，尤其是分子机制和生理机制，并将其作为健康和功能障碍的基础，进化医学则致力于找到进化形成这些机制的原因。它的目标是查明我们为何会生病，而不仅仅是如何患上疾病。正如伟大的生物学家迈尔（Ernst Mayr）指出的那样："只有阐明了它的直接原因（如何）和进化原因（为何），一个生物问题才算真正被弄清楚。"通过解释为何会生病,我们认为,将进化应用于健康能发挥极大的预防作用,比如告诉我们如何避免错配,即不要远离在人类进化过程中形成的最适宜人体健康的生活条件。事实上,进化为这一研究方向带来了决定性的观点,使我们能够解释当前许多疾病形成的原因。人类嗜糖便是一个极具代表性的案例,其他的例子还有很多!

医学的各个领域都能透过这一角度进行审视。我们很清楚,进化医学在任何情况下都不能替代传统医学,但是它可以提供更多的观点来完善传统医学。在这里,我想以心理疾病为例。与其他许多数量性状(大小、力量等)一样,心理特征在种群中呈正态分布。因此,医学上的心理疾病或许只是分布中的极端情况。即使处于极端情况的个体正在承受痛苦并且应当接受医治,但在种群生物学家看来,这仍然属于正常现象,而且可能是在面对大部分精神疾病时首先考虑的解释。此外,焦虑或抑郁作为适应在人类生存方面发挥了重要作用,而且这种作用还将持续。一些与焦虑或抑郁一样令人不适的感觉也是适应,这乍看之下似乎有些奇怪,但事实上,它们与焦虑及抑郁一样,都是天然的防御系统。只要实际结果能使个体的生殖成功率最高,自然选择也会偏向一些令个体不适的特征,这不难理解。自然选择不是道德败坏,只是缺乏道德观念。有时,它导致的行为既残酷又古怪,但是只要我们接受了这种解释,就会发现情况并非如此。比如狮子的杀婴行为:新的雄性统治者之所以会毫不犹豫地杀死前任统治者的幼崽,是为了让处于哺乳期的雌狮回到繁殖状态并怀上新的胎儿,这样新的统治者就是幼狮唯一的父亲。

纵观人类历史,无论对适应还是生存来说,恐惧和焦虑都是非常重要的情绪,尤其是在新的环境之中,它们就像警报系统,首先能促使我们在面对实际或潜在的威胁时保持警惕。古时候,环境中充斥着各种各样的危险,有蛇、捕食者、敌对帮派、有毒植物等。恐惧和焦虑在很大程度上促进了人类的生存。在这种环境中,焦虑可以被视为一种成本极低的应答机制,从而避免可能付出高昂的代价:与反复多次的虚假警报带来的不适相比,一击毙命显然代价更大。这就是烟雾报警器原理。对进化而言,尽管虚假的警报会在当时令人不快,但是警惕往往比马虎更具有适应性。如今,人们还是有需要集中注意力的时候(如过马路时),但许多危险已不复存在,于是,维持较高的焦虑水平更多地成为一种病态而不是具有适应性的表现,与之相关的问题,如高血压、紧张、睡眠障碍,无法再用更好的生存状态来弥补。

抑郁同样可能也具有适应性。一个处境艰难的人可能会表现出抑郁,激发他人的同情心,以获得安慰和实质性的帮助,从而降低与这段艰难的时光有关的负面影响。产后抑郁能够激发身边人来帮助照顾孩子,从而在母体虚弱的情况下尽可能提高新生儿的存活率。另一些假说将抑郁情绪视为一种具有规范功能的行为机制,它促使人们放弃无法实现的社会目标。我们可能在电影中见过,一名受伤的战士不愿放弃战斗,最终白白送命。从进化角度看,这种行为相当愚蠢:当目标无法达成时,徒劳的坚持造成的代价比放弃大得多。因此,抑郁状态虽然会令人感到痛苦,但是它能促使人们做出放弃的决定。这一机制被称为非自愿失败策略,在灵长类动物中很常见。它们会输掉一场事关地位的对抗:投降或逃跑能降低受伤或者死亡的风险,而且之后还能在其他群体中碰碰运气,也不会失去生殖的机会。因此,按照这些理论,负面情绪或许是一种适应,就像身体的疼痛能促使我们停止做出危险行为。重性抑郁的原因是这些具有规范功能的行为机制失去了调控,长期处于过度激活的状态,不合时宜地被激发,或是非自愿失败策略启动后难以停止。

至于其他健康领域,进化医学的研究成果也在治疗上有一些具体的应用。由于癌症的行为具有深刻的达尔文主义色彩,所以进化医学也可用于癌症治疗。目前来看,癌症确实受到了进化过程的支配,这一点显而易见,因此,癌症专家对涉及进化的研究完全持开放态度。

既然其他学科有助于了解癌症,那么共同研究就是我们不可推卸的责任。在这里,我指的是科学,而不是只能导致患者死亡率提高的蒙昧行为或替代疗法。进化医学的建议有时可能看起来只是具体疗法的雏形,但它们推动了相关的思考。在某些情况下,建议则比较具体,如适应疗法。尽管该疗法越来越精进,但它能提升患者寿命和生活质量的秘密远没有被完全揭开。除此之外,进化视角还直接启发了其他许多治疗方向。应用于癌症的进化生物学研究能基于癌症系统的进化风险帮助人们预测哪些做法是有风险的,甚至是不可取的。由耐药变异体选择引发的困境是一个典型的案例。下面是其中的几个方向。

预测肿瘤进化

我们说过,问题不在于知晓体内是否存在癌细胞或肿瘤,而是预测哪些癌细胞或肿瘤可能向着致命的方向进化。因此,从医疗、人文和经济的角度看,重要的是研究相关标准,对这种进化进行可靠的预测。在一群科研专家的帮助下,梅利教授开始攻克这一难关。他们定义了一个名为生态–进化(eco-evo)的指数,以求客观描述和预测肿瘤的动态轨迹。生态指数与影响肿瘤生长的环境参数有关,这种影响要么是正面的,要么是负面的。比如,我们既要考虑资源的获取,也就是肿瘤供血,又要考虑肿瘤面对的敌人,如免疫系统。进化指数则与遗传多样性和肿瘤的发展速度有关。这些标准非常重要,它们是自然选择的基础,使其能够选择最佳的变异体,进而促进肿瘤进化。二者结合,梅利教授的团队定义了16种肿瘤类型。最危险的一种被称为"雨林"。这种肿瘤的遗传变异性高,更新速度快,供血充足,而且人体免疫系统的捕捉行为会迅速筛选出一些隐形变异体。危险性最低的肿瘤被称为"沙漠"。它们的变异性极低,供血较少,通常欠缺活力。我们希望生态–进化指数能够早日成为肿瘤的描述符之一,成为全球癌症专家的日常工具。未来几年,我们将体会到它在预测肿瘤轨迹演变方面的真正实力。

进化神速的敌人

癌症的进化速度极快,使我们的免疫系统和治疗来不及应对。癌症迅速进化的能力与它惊人的变化速度尤为相关。换句话说,如果能成功削弱这种能力,也就是降低激发这种能力的遗传不稳定性,那我们应该能同时弱化癌症的进化潜力,至少延缓其发展和扩散。为了使癌症丧失进化潜力,应当收回致癌选择的运行基础,使其无法让癌症朝着人类束手无策的阶段进化。要是能让癌症发展所需的时间变为原来的2倍或3倍,许多人将高兴地发现,自己罹患的癌症不会在自己60岁时就夺走生命,而是要等到120岁时才会致命! 限制癌症的进化潜力,要么阻断癌症(从而遏制遗传不确定性、防止突变和扩散的出现),要么改变微环境,使进化速度极慢的变异体比进化速度快的变异体更能受到青睐。

有些人则提出了一种截然相反的策略:提高肿瘤的遗传不稳定性,迫使其出现遗传灾难。那么,该策略的作用有多大,如何发挥? 所谓的不稳定程度,是指产生变异体并使肿瘤通过进化发生扩散的过程。然而,事实表明,这种不稳定性即使很强,也不会达到峰值,这是因为,如果达到峰值,癌症将会被摧毁! 尽管破坏DNA的修复进程对癌症有利,但它还是会对遗传意外有所忌惮,毕竟遗传意外可能破坏DNA中与它生存和扩散息息相关的区域。因此,遗传不稳定性受到限制,不稳定的程度不是最大化的,而是最优化的。于是,有科学家考虑让遗传的不稳定程度达到峰值,从而破坏肿瘤的生存和扩散所依赖的DNA区域,使其对肿瘤不利。通过这一过程,癌症及其特有的修复系统将面临一场无法挽回的灾难。

尽管这2种策略完全相反,但它们基于相同的理念:使癌症偏离自然选择赋予它的最佳状态。

多样化的研究方向

1922年,遗传学家布里奇斯(Calvin Bridges)发现,黑腹果蝇(*Drosophila melanogaster*)的某些基因突变组合对其具有致命性。数年后,著名进化生物学家杜布赞斯基将这种基因的相互作用称为合成致死。事实证明,当一些基因突变同时出现时,它们的组合会严重影响细胞活力。两个本身不具备致命性的事件产生的协同效应会导致细胞的死亡。打个比方:如果只能用一辆汽车和一辆自行车作为出行工具,当汽车出现故障时,可以用自行车作为替代,反之亦然。当二者均无法使用时,我们只能留在原地。20世纪90年代末以来,合成致死的概念被用于研究抗癌药物。这种方法的好处在于它的特异性,这与化疗等不只以癌细胞为攻击对象的治疗方法正好相反。

该疗法的总体思路是为癌细胞的突变创建合成致死环境。癌细胞常常破坏正常基因,并且需要其他基因来弥补损失。因此,第一步必须识别可能与这一致死过程有关的基因对及其突变,然后抑制伙伴基因,使其无法弥补损失。如果将癌症比作汽车故障,治疗方法就是把所有汽车出现故障的车主的自行车都弄坏。如果癌症的*TP53*基因失活,那么有98个候选基因可以用于引起合成致死。至于*BRCA1*或*BRCA2*基因发生突变的肿瘤细胞,可以通过阻断接替突变基因的酶来获得相同的结果。有时,由于这些细胞产生了耐药性,抑制癌细胞救援措施的尝试也会失败。鉴于它们面对的治疗较为激进,这一点也不奇怪。

在法国居里研究所工作的癌症专家迪特雷(Marie Dutreix)提出的策略更为巧妙:不断地向敌人发送大量的虚假攻击信号,使其因为大量毫无价值的应答而精疲力竭,进而放松警惕,在真正遇到攻击时实力减弱。在军事作战中,如果此前一方经常通过飞行器释放一些金属颗粒,吓唬敌方的雷达系统,那安排飞机飞过敌方区域可能会让对方对启动造价不菲的防御系统感到厌烦。这一逻辑似乎相当普遍,动物身上也有。如果捕食风险预警过多,动物会调低应答启动的阈值,哪怕要承担危险真正降临时不采取应对措施的风险。这一逻辑只不过是烟雾报警器原理在理论上可以预见的延伸:如果报警器设置不佳,每3分钟叫一次,那么我们就不会再给予关注,最终可能在火灾真正发生时来不及逃生。

向癌细胞发送假信号在DNA层面上伪造了许多问题,而DNA的完整性对细胞机器来说必不可少。这触及了癌细胞的一个敏感点:由于它们不稳定且在不适应的环境中进行了增殖,它们的DNA不断出现复制差错并且产生损坏。不过,凭借自身系统,癌细胞有能力修复这些可能对其生存不利的损坏。但是,这种修复机制并不是免费的,需要细胞消耗能量。将癌细胞淹没在假信号之中,使其陷入疲惫不堪的状态,从中获益的癌细胞不再进行响应,从而减少了能量消耗。肿瘤各处对DNA受损的反应是相同的。需要指出的是,这种状态的改变似乎不可逆。于是,给予决定性一击的窗口就此打开:向癌细胞发起真正的进攻,给其带去实实在在的伤害,但是癌细胞无力做出反应。

这与盖滕比及其同事的想法有些类似。虽然驱动突变导致肿瘤生长,但是他们建议在治疗时不再以携带这种突变的细胞为目标。事实上,我们知道,自然选择迟早会偏向能够躲过治疗的细胞。如果能够在癌细胞的DNA中识别从未发生过突变的基因,那么这些基因很可能对肿瘤机器的运转非常重要(稳定性反映了它们的重要性)。因此,以这些基因为目标的治疗方法更有可能给肿瘤带来无法挽回的损失,且肿瘤无法用逃过治疗的细胞进行补充。

还有一种策略颇具吸引力。鉴于癌症的破坏力归因于它破坏了传统的抗癌机制,如 *TP53* 基因。那么,有没有可能让这些保护程序恢复运行?

有没有可能像在行驶中的汽车上修复刹车那样恢复它们的活动？方法很多。考虑到癌细胞与糖的特殊关系，重新设置它们的糖代谢程序或许能够阻碍其正常运转。同样，如果德格雷戈里的适应性肿瘤发生假说被证实是正确的，那么修复栖息地，或者至少对适应度地形进行操控，具有战略意义。换言之，通过治疗改变局部参数，使其不利于致癌突变。除了消灭敌人，另一个目标是通过人工筛选，让敌人如我们所愿，向不会骚扰我们的方向发展。研究表明，该方法尤其在修复氧和酸碱度这样简单的参数方面很有前景。因此，我们或许可以抑制实验室小鼠体内癌症的侵袭性。反过来，如果我们在实验中减少了恶性细胞可以使用的氧的量，就能提高它们迁移的意愿。最后，由于改变局部环境能够促进现有的致癌突变，所以开发反映肿瘤环境生态状况的测试或致力于维护环境稳定的基因或许是明智的做法。这样，我们就有可能对癌症形成或扩散的风险进行评估。这就好比为了评估某地区的火灾风险，我们首先需要以一些生态参数，如植被的干度、区域在盛行风中的暴露情况、现有的树木种类为依据。大自然中存在一些被认定为指示器的动植物：它们的存在或丰度足以反映局部的生态状况。比如，滩涂、河口处的绿藻沼泽表明水中的硝酸盐含量过高。这些硝酸盐来自氮肥的使用和上游的工业化养殖。此外，人体内生活着数十亿个细菌。这种典型的微生物群不会对环境变化无动于衷。如果这些变化与肿瘤的存在或促进肿瘤生长的条件有关，那么从理论上说，人或许可以用自己的细菌作为指示物种！"给我看看你的微生物群，我就能告诉你是否罹患癌症或具有患癌的风险。"

循着这一方向，科学家着手研发了基于人体内菌群变化的检测技术。由于检测成本不高，且口腔癌、结直肠癌等癌症的菌群容易获取，该技术极具吸引力。时间会告诉我们微生物生态学和肿瘤学的这次创新融合能否产生合适的指示物，从而可靠地检测或预测肿瘤的进化。

别忘了，由于癌症的寄生性质，它依赖许多受它操控的健康细胞。由于这张合作网并不一定与癌症本身一样多变,所以直接根除较为容易,而且不用担心这些细胞会发生进化并绕过治疗。因此,瞄准健康的合作细胞也是阻碍恶魔的途径之一,值得期待。

肿瘤的体积越大,出现耐药变异体的概率就越大。它们会使治疗陷入死局。因此,要尽可能在肿瘤进入晚期前发现癌症或在必要时缩小肿瘤的体积。体积变小,变异体的多样性随之减少,出现耐药变异体的可能性也会降低。从外科手术到所谓的新辅助化疗,缩小肿瘤体积的方法不止一种。新辅助化疗旨在缩小肿瘤的体积,避免引起肢体损毁。如果该疗法投入使用,将引导肿瘤的进化方向,提高对后续化疗较为敏感的变异体的出现频率,而不是筛选出那些令人束手无策的耐药变异体。

有一类细胞常常逃过治疗,那就是"休眠"癌细胞。它们如果"醒来",将导致本以为康复的人癌症复发。由于传统疗法放过了休眠癌细胞,所以,要么研发补充工具根除此类细胞,要么查明它们醒来的原因,从而对相关条件进行操控,使它们保持休眠状态。

与转移过程有关的秘密被破解越多,治疗的灵感就越多。如果细胞出于资源的原因进行迁移,如生存空间不够或酸碱度、缺氧等局部条件不适宜生存,那么从理论上说,可以通过治疗修正某些参数,从而减少迁移的发生。换句话说,如果局部条件得到改善,自然选择或许不会那么偏爱离开栖息地的变异体。然而,目前的一些做法如通过治疗阻碍血管生成、使肿瘤挨饿是相反的做法。现在我们意识到,如果癌症没有死,要防止其扩散,反而应该给它提供食物。同理,人们也知道治疗可能会使一些不需要血管输送养料的肿瘤获益。当然,为肿瘤提供食物本身不是一种治疗,只是为了抑制肿瘤扩散,所以应当和其他治疗方法搭配使用,避免患者随后被发育良好的肿瘤折磨。此外,为肿瘤提供食物的方式也很重要。我们假设,量少但稳定的资源供给是一种妥协,目的是支持稳定的变异体而非迁移的变异体。唯一的验证方法是以实验室的动物模型为基础进行实验。

既然细胞的亲缘关系也牵涉其中,对它的掌控就变得非常重要。现有的疗法会损坏或摧毁肿瘤细胞的栖息地,并通过消灭它们,缩小肿瘤种群的规模,这有可能间接加强了细胞的亲缘关系(存活下来的主要是耐药细胞)。从进化角度看,如果认为物种在栖息地被摧毁且亲缘度受到操控的情况下还能平静地延续相同的轨迹,那就太天真了。因此,资源减少和亲缘度提高可能是扩散开始的信号。

值得注意的是,大部分对抗肿瘤转移的疗法使用的治疗手段与对抗原发性肿瘤的手段相同。比如,治疗转移至骨骼的前列腺癌所用的工具与用于根除单纯的前列腺癌的工具相同。至于转移至脑部的乳腺癌也是如此:它往往只被当作乳腺癌对待。

那些极个别成功在别处驻扎的转移癌细胞拥有易于适应新栖息地的性状。这就是为什么即使原发性肿瘤位于不同的器官,转移至某一器官的细胞还是具有相似性,都表现出接受了当地环境条件的生活方式。这种趋同性就像成功定居在西班牙的德国人、法国人和英国人可能在某些方面比较相似,比如与当地人一样吃饭时间较晚,而这并不一定是他们原籍国的特征。因此,无论在遗传方面还是表型方面,这些转移细胞都不一定能代表在原发性肿瘤中占多数的癌细胞。所以,对原发性肿瘤可能有效的治疗方法通常难以杀死转移细胞,这一点也不奇怪。因此,要将"移民"当作新器官的"永久居民"来展开攻击,这样能更有效抗击肿瘤转移。

肿瘤内部固然存在合作,但与所有社会一样,也存在作弊者。它们寄生于肿瘤。也就是说,一群作弊者利用了另一群作弊者!一些癌细胞投入资源,推动输送养料的血管生长,而另一些癌细胞坐享其成,不用为此投入资源以产生必要的化学信号。除寄生外,肿瘤内还存在争夺空间和资源的情况。系统之所以能够发展,是因为最终结果是好的,但是背后的一切并不完全为人所知。学会操控支配肿瘤运转的相互作用,使竞争大于合作,或者切断细胞之间的交流,在这个"邪恶的社会"里制造不和,从理论上能够弱化癌症。

此外,梅利教授及其团队还关注物种在地球上消失的原因。他们认为,人们或许能从中汲取经验,研发出能让癌细胞种群灭绝的治疗方法。相关的生物学模型并不少,这是因为自生命在地球上出现以来,99.9%的物种已经消失。当前,保护生物学的研究对掌握迫使某些物种灭绝的生态条件和进化条件颇具价值。

进化论断言,在一项功能上的投入常常会降低另一些功能的有效性。这就是为什么在物种和个体的层次上很难面面俱到。由于生物机制受到妥协的支配,所以在各个方面均表现出色的"达尔文魔鬼"根本不存在。既然人体内充满了妥协,那么癌细胞也有自己的长处和短处。因此,只要知道它们的"阿喀琉斯之踵"在哪里,我们就能使它们陷入困境。

关于这一课题,进化生物学家已经不是第一次思考生物入侵者的耐药性问题。大家都听说过"抗生素不是必需的"。我们在媒体上不断强调这一点,以避免经常感染人体的致病菌进化出耐药性。和癌细胞一样,当前的问题是如何解决治疗的悖论:抗生素的使用仍是控制入侵者扩张的有效方式,但是它也会促进耐药菌的发展!一些科学家担心,有朝一日,那些常常出现在癌症中的可怕场景也会发生在细菌上。一旦缺少新的治疗方法,我们再也无法应对耐药菌的增殖。虽然所谓的"多重耐药菌"越来越多,但是我们知道,在进化生物学等科学知识的指导下使用抗生素能够降低这一风险。除了对耐药性进行预防和管理外,进化生物学家还试图识别能够刺激它们回到敏感状态的条件。

那么,我们可以从细菌那里学到什么?和癌细胞一样,细菌的耐药性也不是一种免费的适应。作为代价,在没有抗生素的情况下,耐药菌的竞争力通常弱于其他细菌。未使用抗生素时,那些从抵御抗生素中获益的细菌得不到任何好处,但是为这种适应付出的代价却仍然存在。鉴于此,如果我们停止使用抗生素,对抗生素敏感的细菌往往会在竞争中重新获得优势。于是,它们强势回归,让无效的治疗(因为使用过多)再次变得有效。就耐药菌的产生和传播风险而言,医院是优先监测的对象,原因在于,那里免疫力低且使用抗生素治疗的个体比其他地方更加密集。关于这种特殊生态系统的研究表明,为了降低产生耐药菌株的可能性,可以随着时间的推移采用周期性轮换用药或随机用药的方式。

总体上,为了避免输掉这场与细菌之间的"军备竞赛",进化生物学家希望研发一些阻止进化的治疗手段,也就是说让它们不会发展出耐药性。如果办不到,就推迟进化发生的时间。我们的优势在于,有能力且有决心去设置一些长期目标(如拥有良好的生活环境),并为此设计工具。无论是癌症、细菌、病毒还是其他生物都做不到这一点。没有目标和计划,它们只能进行短期优化,无法摆脱自然选择使生殖成功率在短期内处于最大化的逻辑。因此,与敌人相比,我们人类有一个决定性的优势:只要它们必须在短时间内做出响应,我们就可以一步一步地将它们引向我们所希望的状态,更准确地说,是不会让我们感到不适的状态。

尽管传统医学已经意识到这些问题,但是为新的治疗方法开辟道路的却是进化医学。这些新治疗方法不会引发进化响应或只引起缓慢的进化响应。理论上,所有具有进化能力的人类公敌,如病原体和癌细胞,都能以这种方式进行引导,只要人们掌握指挥它们发展的手段。一种方法是使用噬菌体这种感染了细菌的特殊病毒。这种治疗方法被称为噬菌体疗法。随着噬菌体种群的扩大,它们会控制细菌的密度并与细菌的防御机制同步进化。该疗法于20世纪20年代引入,一度被西方世界抛弃,但是自多重耐药菌卷土重来之后,人们再次对它燃起了希望。

同时得到研究的一种手段是破坏所谓的"细菌的共同财产",尤其是它们分泌的铁载体及所使用的通信系统。铁载体是一种分子物质,能吸收细胞运转所需的铁元素。这些特征对细菌社会的良好运转而言必不可少。在治疗中破坏这些特征能在一定条件下降低细菌的毒性并抑制细菌种群的扩大。

同理，如果癌细胞能够有效应对化疗使用的毒素，那么它们应对其他攻击的效率很可能没那么高，如专门摧毁癌细胞的"溶瘤"病毒、经过训练的免疫系统。在这种情况下，免疫疗法大有可为。一些疗法的组合使用或许会让癌症没有任何侵袭的机会。它们常常运用于生物控制策略和自然系统。生活在沙漠边缘的啮齿类动物可以选择前往沙漠，但是它们在那里容易成为夜行猛兽的捕食对象。它们也可以偏爱树木较多的区域，那里猛兽虽少，却有许多捕食啮齿类动物的蛇。这样，它们的种群数量就要受到这两个因素的限制。同样的原则应该也适用于癌细胞。

最后是盖滕比正在测试的一个想法：研发无法杀死耐药癌细胞的假药。不要以为他疯了！恰恰相反，这一想法非常巧妙。对耐药癌细胞而言，抗毒能力成本高昂。在一些情况下，它们会启动"排毒泵"。这也是它们能在有毒环境中存活的原因。由于这会消耗能量，自然能减缓它们的增殖速度，但是，真药物治疗会杀死敏感细胞，因此它们在与敏感细胞的竞争中仍具优势。将假药伪装成真药，让耐药细胞继续启动"排毒泵"，直到筋疲力尽，它们就会无法提高生存质量。因此，这一治疗理念应该能够提高肿瘤内敏感细胞的占比，然后通过负担较轻的局部治疗控制癌细胞的数量。

◇ 结 语

　　癌症是多细胞生物在进化过程中必然衍生出的一个固有问题。来自同一个受精卵的数十亿个克隆共同运转，构成一个惊人的合作系统。我们可以把癌症看作人为了从这个系统中获益（生存的幸福）而付出的代价。自然选择这样简单的过程，成功地塑造了如此多样化的多细胞生物。这还没算上那些已经消失的物种。而且，多细胞生物的适应有时非常精妙，站在一名生物学家的立场，这让人着迷，甚至令人感动。

　　多细胞性的进化是一场惊人的冒险之旅。它促进了对自私细胞的防御，以便尽可能降低这些细胞对基因遗传所需性状的影响。尽管这些保护措施通常是有效的，但有时还是会被一些自私的细胞绕过，特别是当我们衰老或生殖能力下降的时候。讽刺的是，推动建立抗癌机制和让癌症发展到侵袭阶段的是同一个过程，那就是自然选择。它没有道德观念，支持所有对生殖有利的实体，无论这些实体是好还是坏。如今，问题更加严重，一方面是因为人的寿命更长，尤其是生殖期结束后仍有较长的寿命；另一方面，纵观整个人类历史，如今人类DNA遭受前所未有的破坏，而防御机制由于进化得很慢，仍停留在过去。这为致癌选择提供了养料。

　　由于晚期癌症很有可能躲过所有进攻，所以消灭这类癌症是一种非常危险的想法。但是，同样出于进化原因，我们可以引导癌症的发展轨迹,从而将它对生存质量的影响降至最低。癌症本质上并不想杀死人类,它之所以这么做是因为我们(尚)不能在它的发展过程中改变它的进化方向,而这在理论上是可行的。这也是进化生物学家想要挑战的不可能任务:让癌症归顺我们,从而与癌症共存。

让我们比以往任何时候都更加信赖科学家和跨学科的研究团队吧!研究中涌现的观点和方法迟早能让人类更好地面对癌症这只"螃蟹"。

参考文献

第一章 来自远古的敌人

• THOMAS F., ELGUERO E., BRODEUR J., LE GOFF J., et MISSÉ D., « *Herpes simplex virus type 2 and cancer: a medical geography approach* », *Infection, Genetics and Evolution*, vol. 11, 2011, p. 1239–1242.

• PONTON F., THOMAS F., *et al.*, « *Parasite survives predation on its host* », *Nature*, vol. 440, 2006, p. 756.

• LEFÈVRE T., THOMAS F., *et al.*, « *The ecological significance of manipulative parasites* », *Trends in Ecology & Evolution*, vol. 24, 2009, p. 41–48.

• CAIRNS J., « *Mutation selection and the natural history of cancer* », *Nature*, vol. 255, 1975, p. 197–200.

• NOWELL P. C., « *The clonal evolution of tumor cell populations* », *Science*, vol. 194, 1976, p. 23–28.

第二章 人人都有癌症

• HANAHAN D., et WEINBERG R. A., « *The hallmarks of cancer* », *Cell*, vol. 100, 2000, p. 57–70.

• HANAHAN D., et WEINBERG R. A.,« *Hallmarks of cancer: the next generation* », *Cell*, vol. 144, 2011, p. 646–674.

• MEHLEN P., et PUISIEUX A., « *Metastasis: a question of life or death* », *Nature Reviews Cancer*, vol. 6, 2006, p. 449–458.

• MADSEN T., UJVARI B., *et al.*, « *Cancer prevalence and etiology in wild and captive animals* », dans UJVARI B., ROCHE B., et THOMAS F., *Ecology and Evolution of Cancer*, Issy-les-Moulineaux, Elsevier, 2017, p. 11–46.

• ROTHSCHILD B. M., WITZKE B. J., et HERSHKOVITZ I., « *Metastatic cancer in the Jurassic* », *The Lancet*, vol. 354, 1999, p. 398.

• DOONAN J. H., et SABLOWSKI R., « *Walls around tumours—why plants do not develop cancer* », *Nature Reviews Cancer*, vol. 10, 2010, p. 794–802.

• DOONAN J., et HUNT T., « *Cell cycle. Why don't plants get cancer?* », *Nature*, vol. 380, 1996, p. 481–482.

• BISSELL M. J., et HINES W. C., « *Why don't we get more cancer? A proposed role of the microenvironment in restraining cancer progression* », *Nature Medicine*, vol. 17,

2011, p. 320-329.

• FOLKMAN J., et KALLURI R., « *Cancer without disease* », *Nature*, vol. 427, 2004, p. 787.

• CURTIUS K., WRIGHT N. A., et GRAHAM T. A., « *An evolutionary perspective on field cancerization* », *Nature Reviews Cancer*, vol. 18, 2017, p. 19-32.

• STEARNS S. C., et MEDZHITOV R., *Evolutionary Medicine*, Oxford, Oxford University Press, 2015.

• BUYSE M., PICCART M. J., *et al.*, « *Validation and clinical utility of a 70-gene prognostic signature for women with node-negative breast cancer* », *Journal of the National Cancer Institute*, vol. 98, 2006, p. 1183-1192.

• RAMASWAMY S., ROSS K. N., LANDER E. S., et GOLUB T. R., « *A molecular signature of metastasis in primary solid tumors* », *Nature Genetics*, vol. 33, 2003, p. 49-54.

• MANTEROLA L., LAWRIE C. H., *et al.*, « *Mutational profiling can identify laryngeal dysplasia at risk of progression to invasive carcinoma* », *Scientific Reports*, vol. 8, 2018.

• WELCH H. G., et FISHER E. S., « *Income and cancer overdiagnosis—When too much care is harmful* », *New England Journal of Medicine*, vol. 376, 2017, p. 2208-2209.

• BLEYER A., et WELCH H. G., « *Effect of three decades of screening mammography on breast-cancer incidence* », *New England Journal of Medicine*, vol. 367, 2012, p. 1998-2005.

• THOMAS F., UJVARI B., *et al.*, « *Malignant cells, an underappreciated component of animal evolutionary ecology* », *Nature Ecology and Evolution*, vol. 1, 2017, p. 1592-1595.

第三章　探寻人类起源的一扇窗

• GISSELSSON D., et EGNELL R., « *Cancer—An insurgency of clones* », *Trends in Cancer*, vol. 3, 2017, p. 73-75.

第四章　当细胞背叛了我们

• STRATTON M. R., CAMPBELL P. J., et FUTREAL P. A., « *The cancer genome* », *Nature*, vol. 458, 2009, p. 719-724.

• VERSTEEG R., « *Cancer: tumours outside the mutation box* », *Nature*, vol. 506, 2014, p. 438-439.

• SHEN L., SHI Q., et WANG W., « *Double agents: genes with both oncogenic and tumor-suppressor functions* », *Oncogenesis*, vol. 7, 2018, p. 25.

• CAPP J.-P., *Nouveau regard sur le cancer*, Paris, Belin, coll. « Pour la science », 2012.

• ADJIRI A., « *DNA mutations may not be the cause of cancer* », *Oncology and Therapy*, vol 5, 2017, p. 85–101.

• WEAVER V.M., et GILBERT P., « *Watch thy neighbor: cancer is a communal affair* », *Journal of Cell Science*, vol. 117, 2004, p. 1287–1290.

• JONASON A. S., BRASH D. E., *et al.*, « *Frequent clones of p53–mutated keratinocytes in normal human skin* », *Proceedings of the National Academy of Sciences*, vol. 93, 1996, p. 14025–14029.

• MARTINCORENA I., CAMPBELL P. J., *et al.*, « *Tumor evolution. High burden and pervasive positive selection of somatic mutations in normal human skin* », *Science*, vol. 348, 2015, p. 880–886.

• BLOKZIJL F., VAN BOXTEL R., *et al.*, « *Tissue–specific mutation accumulation in human adult stem cells during life* », *Nature*, vol. 538, 2016, p. 260–264.

• OMER S. B., SALMON D. A., ORENSTEIN W. A., DEHART M. P., et HALSEY N., « *Vaccine refusal, mandatory immunization, and the risks of vaccine–preventable diseases* », *New England Journal of Medicine*, vol. 360, 2009, p. 1981–1988.

• SCUDELLARI M., « *To stay young, kill zombie cells* », *Nature*, vol. 550, 2017, p. 448–450.

• BAKER D. J., VAN DEURSEN J. M., *et al.*, « *Naturally occurring p16^{Ink4a}–positive cells shorten healthy lifespan* », *Nature*, vol. 530, 2016, p. 184–189.

• TSUJI K., et DOBATA S., « *Social cancer and the biology of the clonal ant* Pristomyrmex punctatus *(Hymenoptera: Formicidae)* », *Myrmecological News*, vol. 15, 2011, p. 91–99.

• DOBATA S., TSUJI K., *et al.*, « *Cheater genotypes in the parthenogenetic ant* Pristomyrmex punctatus », *Proceedings of the Royal Society B: Biological Sciences*, vol. 276, 2009, p. 567–574.

• SHIMOJI H., KIKUCHI T., OHNISHI H., KIKUTA N., et TSUJI K., « *Social enforcement depending on the stage of colony growth in an ant* », *Proceedings of the Royal Society B: Biological Sciences*, vol. 285, 2018.

• AKTIPIS C. A., WILKINSON G. S., *et al.*, « *Cancer across the tree of life: cooperation and cheating in multicellularity* », *Philosophical Transactions of the Royal Society B: Biological Sciences*, vol. 370, 2015.

• DAWKINS R., *The Selfish Gene*, Oxford, Oxford University Press, 1976 (40th Anniversary Edition, 2016).

• ANDRÉ J. B., « Les conflits génétiques: exemple dans l'espèce humaine », dans THOMAS F., et RAYMOND M., *Santé, médecine et sciences de l'évolution: une introduction*, Louvain-la-Neuve, De Boeck-Solal, 2013.

• WENSELEERS T., HELANTERÄ H., HART A. G., et RATNIEKS F. L. W., « *Worker reproduction and policing in insect societies: an ESS analysis* », *Journal of Evolu-*

tionary Biology, vol. 17, 2004, p. 1035-1047.

• CAREY N., MALCOLM S., *et al.*, « *Meiotic drive at the myotonic dystrophy locus?* », *Nature Genetics*, vol. 6, 1994, p. 117-118.

• MUNIER F., RUTZ H. P., *et al.*, « *Paternal selection favoring mutant alleles of the retinoblastoma susceptibility gene* », *Human Genetics*, vol. 89, 1992, p. 508-512.

• GIRARDET A., PELLESTOR F., *et al.*, « *Meiotic segregation analysis of RB1 alleles in retinoblastoma pedigrees by use of single-sperm typing* », *American Journal of Human Genetics*, vol. 66, 2000, p. 167-175.

第五章　抗癌机制

• SALMON C., *et al.*, « *Grandparents and extended kin* », dans SALMON C., et SHACKELFORD T. K., *The Oxford Handbook of Evolutionary Family Psychology*, Oxford, Oxford University Press, 2011, p. 181-207.

• LEE R., « *Sociality, selection, and survival: simulated evolution of mortality with intergenerational transfers and food sharing* », *Proceedings of the National Academy of Sciences*, vol. 105, 2008, p. 7124-7128.

• BROWN J. S., et AKTIPIS C. A., « *Inclusive fitness effects can select for cancer suppression into old age* », *Philosophical Transactions of the Royal Society B: Biological Sciences*, vol. 370, 2015.

• BROWN J. S., CUNNINGHAM J. J., et GATENBY R. A., « *The multiple facets of Peto's paradox: a life-history model for the evolution of cancer suppression* », *Philosophical Transactions of the Royal Society B: Biological Sciences*, vol. 370, 2015.

• DU Q., KAWABE Y., SCHILDE C., CHEN Z.-H., et SCHAAP P., « *The evolution of aggregative multicellularity and cell-cell communication in the dictyostelia* », *Journal of Molecular Biology*, vol. 427, 2015, p. 3722-3733.

• ROCHE B., SPROUFFSKE K., HBID H., MISSÉ D., et THOMAS F., « *Peto's paradox revisited: theoretical evolutionary dynamics of cancer in wild populations* », *Evolutionary Applications*, vol. 6, 2013, p. 109-116.

• DEGREGORI J., « *Evolved tumor suppression: why are we so good at not getting cancer?* », *Cancer Research*, vol. 71, 2011, p. 3739-3744.

• GOODELL M. A., BROSE K., PARADIS G., CONNER A. S., et MULLIGAN R. C., « *Isolation and functional properties of murine hematopoietic stem cells that are replicating in vivo* », *Journal of Experimental Medicine*, vol. 183, 1996, p. 1797-1806.

• WENSELEERS T., et RATNIEKS F. L. W., « *Comparative analysis of worker reproduction and policing in eusocial Hymenoptera supports relatedness theory* », *The American Naturalist*, vol. 168, 2006, p. 163-179.

• JACQUELINE C., THOMAS F., *et al.*, « *Cancer: a disease at the crossroads of trade-offs* », *Evolutionary Applications*, vol. 10, 2017, p. 215-225.

• WILLIAMS G. C., et NESSE R. M., « *The dawn of Darwinian medicine* », *The Quarterly Review of Biology*, vol. 66, 1991, p. 1-22.

• NESSE R. M., et WILLIAMS G. C., *Why We Get Sick: The New Science of Darwinian Medicine*, New York Times Books, 1995.

• EWALD P. W., et SWAIN EWALD H. A., « *Toward a general evolutionary theory of oncogenesis* », *Evolutionary Applications*, vol. 6, 2013, p. 70-81.

第六章　被掩埋的行动方案

• BRABLETZ T., KALLURI R., NIETO A., et WEINBERG R. A., « *EMT in cancer* », *Nature Reviews Cancer*, vol. 18, 2018, p. 128-134.

• YADDANAPUDI K., EATON J.W., *et al.*, « *Vaccination with embryonic stem cells protects against lung cancer: Is a broad-spectrum prophylactic vaccine against cancer possible?* », *PLoS One*, vol. 7, 2012.

• VINCENT M., « *Cancer: A de-repression of a default survival program common to all cells? A life-history perspective on the nature of cancer* », *BioEssays*, vol. 34, 2012, p. 72-82.

第七章　"两头下注"：风险分摊的艺术

• ROERINK S. F., CLEVERS H., *et al.*, « *Intra-tumour diversification in colorectal cancer at the single-cell level* », *Nature*, vol. 556, 2018, p. 457-462.

• LLOYD M. C., GATENBY R. A., *et al.*, « *Darwinian dynamics of intratumoral heterogeneity: not solely random mutations but also variable environmental selection forces* », *Cancer Research*, vol. 76, 2016, p. 3136-3144.

• POUYSSÉGUR J., DAYAN F., et MAZURE N. M., « *Hypoxia signalling in cancer and approaches to enforce tumour regression* », *Nature*, vol. 441, 2006, p. 437-443.

• GILLIES R. J., BROWN J. S., ANDERSON A. R. A., et GATENBY R. A., « *Eco-evolutionary causes and consequences of temporal changes in intratumoural blood flow* », *Nature Reviews Cancer*, vol. 18, 2018, p. 576-585.

• GRAVENMIER C. A., SIDDIQUE M., et GATENBY R. A., « *Adaptation to stochastic temporal variations in intratumoral blood flow: the warburg effect as a bet hedging strategy* », *Bulletin of Mathematical Biology*, vol. 80, 2017, p. 954-970.

• EPSTEIN T., GATENBY R. A., et BROWN J. S., « *The Warburg effect as an adaptation of cancer cells to rapid fluctuations in energy demand* », *PLoS One*, vol. 12, 2017.

• GALHARDO R. S., HASTINGS P. J., et ROSENBERG S. M., « *Mutation as a stress response and the regulation of evolvability* », *Critical Reviews in Biochemistry and*

Molecular Biology, vol. 42, 2007, p. 399-435.

• THOMAS F., ROCHE B., *et al.*, « *Toward an ultimate explanation of intratumor heterogeneity* », dans UJVARI B., ROCHE B., et THOMAS F., *Ecology and Evolution of Cancer*, Issy-les-Moulineaux, Elsevier, 2017, p. 219-222.

• STEPHENS P. J., CAMPBELL P. J., *et al.*, « *Massive genomic rearrangement acquired in a single catastrophic event during cancer development* », *Cell*, vol. 144, 2011, p. 27-40.

• MEYERSON M., et PELLMAN D., « *Cancer genomes evolve by pulverizing single chromosomes* », *Cell*, vol. 144, 2011, p. 9-10.

• CHEN X., LANDWEBER L. F., *et al.*, « *The architecture of a scrambled genome reveals massive levels of genomic rearrangement during development* », *Cell*, vol. 158, 2014, p. 1187-1198.

• BOZIC I., NOWAK M. A., *et al.*, « *Accumulation of driver and passenger mutations during tumor progression* », *Proceedings of the National Academy of Sciences*, vol. 107, 2010, p. 18545-18550.

• PON J. R., et MARRA M. A., « *Driver and passenger mutations in cancer* », *Annual Review of Pathology: Mechanisms of Disease*, vol. 10, 2015, p. 25-50.

• TEMKO D., TOMLINSON I., SEVERINI S., SCHUSTER-BÖCKLER B., et GRAHAM T., « *The effects of mutational processes and selection on driver mutations across cancer types* », *Nature Communications*, vol. 9, 2018.

• MALEY C., « *Multistage carcinogenesis in Barrett's esophagus* », *Cancer Letters*, vol. 245, 2007, p. 22-32.

• SOMARELLI J. A., TOWNSEND J. P., *et al.*, « *PhyloOncology: understanding cancer through phylogenetic analysis* », *Biochimica et Biophysica Acta-Reviews on Cancer*, vol. 1867, 2017, p. 101-108.

• EL-KEBIR M., SATAS G., et RAPHAEL B.J., « *Inferring parsimonious migration histories for metastatic cancers* », *Nature Genetics*, vol. 50, 2018, p. 718-726.

• RING B. Z., et ROSS D. T., « *Predicting the sites of metastases* », *Genome Biology*, vol. 6, 2005, p. 241.

第八章　常常与敌人交流

• EGEBLAD M., NAKASONE E. S., et WERB Z., « *Tumors as organs: complex tissues that interface with the entire organism* », *Developmental Cell*, vol. 18, 2010, p. 884-901.

• MAMAN S., et WITZ I. P., « *A history of exploring cancer in context* », *Nature Reviews Cancer*, vol. 18, 2018, p. 359-376.

• VALKENBURG K. C., DE GROOT A. E., et PIENTA K. J., « *Targeting the tu-*

mour stroma to improve cancer therapy », *Nature Reviews Clinical Oncology*, vol. 15, 2018, p. 366-381.

• MCKENZIE A. J., HOWE A. K., *et al.*, « *The mechanical microenvironment regulates ovarian cancer cell morphology, migration, and spheroid disaggregation* », *Scientific Reports*, vol. 8, 2018.

• IBRAHIM-HASHIM A., GILLIES R. J., BROWN J. S., et GATENBY R. A., « *Co-evolution of tumor cells and their microenvironment: 'niche construction in cancer'* », dans UJVARI B., ROCHE B., et THOMAS F., *Ecology and Evolution of Cancer*, Issy-les-Moulineaux, Elsevier, 2017.

• GILLIES R. J., ROBEY I., et GATENBY R. A., « *Causes and consequences of increased glucose metabolism of cancers* », *Journal of Nuclear Medicine*, vol. 49, 2008, p. 24S-42S.

• DAMAGHI M., GILLIES R. J., *et al.*, « *Chronic acidosis in the tumour microenvironment selects for overexpression of LAMP2 in the plasma membrane* », *Nature Communications*, vol. 6, 2015.

• LLOYD M. C., BUI M. M., *et al.*, « *Pathology to enhance precision medicine in oncology: lessons from landscape ecology* », *Advances in Anatomic Pathology*, vol. 22, 2015, p. 267-272.

第九章　治疗为何失败

• DAGOGO-JACK I., et SHAW A. T., « *Tumour heterogeneity and resistance to cancer therapies* », *Nature Reviews Clinical Oncology*, vol. 15, 2018, p. 81-94.

• GREAVES M., et MALEY C. C., « *Clonal evolution in cancer* », *Nature*, vol. 481, 2012, p. 306-313.

• ROCHE-LESTIENNE C., LAÏ J.-L., DARRÉ S., FACON T., PREUDHOMME C., « *A mutation conferring resistance to imatinib at the time of diagnosis of chronic myelogenous leukemia* », *New England Journal of Medicine*, vol. 348, 2003, p. 2265-2266.

• MALEY C. C., « *The evolutionary foundations of cancer research* », dans MALEY C. C., et GREAVES M., *Frontiers in Cancer Research*, New York, Springer-Verlag, 2016.

• ENRIQUEZ-NAVAS P. M., WOJTKOWIAK J. W., et GATENBY R. A., « *Application of evolutionary principles to cancer therapy* », *Cancer Research*, vol. 75, 2015, p. 4675-4680.

• AKTIPIS C. A., KWAN V. S. Y., JOHNSON K. A., NEUBERG S. L., et MALEY C. C., « *Overlooking evolution: a systematic analysis of cancer relapse and therapeutic resistance Research* », *PLoS One*, vol. 6, 2011.

• GRÖBNER S. N., PFISTER S. M., *et al.*, « *The landscape of genomic alterations across childhood cancers* », *Nature*, vol. 555, 2018, p. 321-327.

• MA X., ZHANG J., *et al.*, « *Pan-cancer genome and transcriptome analyses of 1,699 paediatric leukaemias and solid tumours* », Nature, vol. 555, 2018, p. 371-376.

• GATENBY R. A., « *A change of strategy in the war on cancer* », Nature, vol. 459, 2009, p. 508-509.

• GATENBY R. A., SILVA A. S., GILLIES R. J., et FRIEDEN B. R., « *Adaptive therapy* », Cancer Research, vol. 69, 2009, p. 4894-4903.

• ENRIQUEZ-NAVAS P. M., GATENBY R. A., *et al.*, « *Exploiting evolutionary principles to prolong tumor control in preclinical models of breast cancer* », Science Translational Medicine, vol. 8, 2016.

• ZHANG J., CUNNINGHAM J. J., BROWN J. S., et GATENBY R. A., « *Integrating evolutionary dynamics into treatment of metastatic castrate-resistant prostate cancer* », Nature Communications, vol. 8, 2017.

• GATENBY R. A., et BROWN J., « *The evolution and ecology of resistance in cancer therapy* », Cold Spring Harbor Perspectives in Medicine, vol. 8, 2017.

• COLEY W. B., « *The treatment of malignant tumors by repeated innoculations of erysipelas: with a report of ten original cases* », The American Journal of the Medical Sciences, vol. 10, 1893, p. 487-511.

• DEWEERDT S., « *Bacteriology: a caring culture* », Nature, vol. 504, 2013, p. S4-S5.

• SCHREIBER R. D., OLD L. J., et SMYTH M. J., « *Cancer immunoediting: integrating immunity's roles in cancer suppression and promotion* », Science, vol. 331, 2011, p. 1565-1570.

• LINDE N., AGUIRRE-GHISO J. A., *et al.*, « *Macrophages orchestrate breast cancer early dissemination and metastasis* », Nature Communications, vol. 9, 2018.

• THOMAS F., UJVARI B., *et al.*, « *Is adaptive therapy natural?* », PLoS Biology, vol. 16, 2018.

• WANG Q., GAO J., et WU X., « *Pseudoprogression and hyperprogression after checkpoint blockade* », International Immunopharmacology, vol. 58, 2018, p. 125-135.

• VLACHOSTERGIOS P. J., et FALTAS B. M., « *Treatment resistance in urothelial carcinoma: an evolutionary perspective* », Nature Reviews Clinical Oncology, vol. 15, 2018, p. 495-509.

• SHELDON B. C., et VERHULST S., « *Ecological immunology: costly parasite defences and trade-offs in evolutionary ecology* », Trends in Ecology & Evolution, vol. 11, 1996, p. 317-321.

• MORET Y., et SCHMID-HEMPEL P., « *Survival for immunity: the price of immune system activation for bumblebee workers* », Science, vol. 290, 2000, p. 1166-1168.

• SOLER J. J., DE NEVE L., PÉREZ-CONTRERAS T., SOLER M., et SORCI G.,

« *Trade-off between immunocompetence and growth in magpies: an experimental study* » , *Proceedings of the Royal Society B: Biological Sciences*, vol. 270, 2003, p. 241–248.

• FAIVRE B., GRÉGOIRE A., PRÉAULT M., CÉZILLY F., et SORCI G., « *Immune activation rapidly mirrored in a secondary sexual trait* », *Science*, vol. 300, 2003, p. 103.

• JACQUELINE C., ROCHE B., *et al.*, « *Infections and cancer: The 'fifty shades of immunity' hypothesis* », *BMC Cancer*, vol. 17, 2017, p. 257.

第十章　与癌细胞共生

• KÅHRSTRÖM C. T., PARIENTE N., et WEISS U., « *Intestinal microbiota in health and disease* », *Nature*, vol. 535, 2016, p. 47.

• ROUTY B., KROEMER G., *et al.*, « *The gut microbiota influences anticancer immunosurveillance and general health* » , *Nature Reviews Clinical Oncology*, vol. 15, 2018, p. 382–396.

• ZITVOGEL L., DAILLÈRE R., ROBERTI M. P., ROUTY B., et KROEMER G., « *Anticancer effects of the microbiome and its products* » , *Nature Reviews Microbiology*, vol. 15, 2017, p. 465–478.

• O'KEEFE S. J. D., ZOETENDAL E. G., *et al.*, « *Fat, fibre and cancer risk in African Americans and rural Africans* », *Nature Communications*, vol. 6, 2015.

• MATTSON M. P., LONGO V. D., et HARVIE M., « *Impact of intermittent fasting on health and disease processes* », *Ageing Research Reviews*, vol. 39, 2017, p. 46–58.

• SCHULZ M. D., ARKAN M. C., *et al.*, « *High-fat-diet-mediated dysbiosis promotes intestinal carcinogenesis independently of obesity* », *Nature*, vol. 514, 2014, p. 508–512.

• ROUTY B., ZITVOGEL L., *et al.*, « *Gut microbiome influences efficacy of PD-1-based immunotherapy against epithelial tumors* », *Science*, vol. 359, 2018, p. 91–97.

• VÉTIZOU M., ZITVOGEL L., *et al.*, « *Anticancer immunotherapy by CTLA-4 blockade relies on the gut microbiota* », *Science*, vol. 350, 2015, p. 1079–1084.

• ZHENG J. H., MIN J. J., *et al.*, « *Two-step enhanced cancer immunotherapy with engineered* Salmonella typhimurium *secreting heterologous flagellin* », *Science Translational Medicine*, vol. 9, 2017.

• ARNAL A., THOMAS F., *et al.*, « *Cancer brings forward oviposition in the fly* Drosophila melanogaster », *Ecology and Evolution*, vol. 7, 2017, p. 272–276.

• MINCHELLA D. J., et LOVERDE P. T., « *A cost of increased early reproductive effort in the snail* Biomphalaria glabrata », *American Naturalist*, vol. 118, 1981, p. 876–881.

• VÉZILIER J., NICOT A., GANDON S., et RIVERO A., « *Plasmodium infection brings forward mosquito oviposition* », *Biology Letters*, vol. 11, 2015.

• MICHAILIDOU K., EASTON D. F., *et al.*, « *Large-scale genotyping identifies 41 new loci associated with breast cancer risk* », *Nature Genetics*, vol. 45, 2013, p. 353-361.

• WU L., ZHENG W., *et al.*, « *A transcriptome-wide association study of 229,000 women identifies new candidate susceptibility genes for breast cancer* », *Nature Genetics*, vol. 50, 2018, p. 968-978.

• MARIN NAVARRO A., SUSANTO E., FALK A., et WILHELM M., « *Modeling cancer using patient-derived induced pluripotent stem cells to understand development of childhood malignancies* », *Cell Death Discovery*, vol. 4, 2018.

• MUIR B., et NUNNEY L., « *The expression of tumour suppressors and proto-oncogenes in tissues susceptible to their hereditary cancers* », *British Journal of Cancer*, vol. 113, 2015, p. 345-353.

• BUDNIK A., et HENNEBERG M., « *Worldwide increase of obesity is related to the reduced opportunity for natural selection* », *PLoS One*, vol. 12, 2017.

• YOU W., et HENNEBERG M., « *Type 1 diabetes prevalence increasing globally and regionally: The role of natural selection and life expectancy at birth* », *BMJ Open Diabetes Research & Care*, vol. 4, 2016.

• YOU W., et HENNEBERG M., « *Cancer incidence increasing globally: The role of relaxed natural selection* », *Evolutionary Applications*, vol. 11, 2018, p. 140-152.

第十一章　有害机制

• PENTON-VOAK I. S., et CHEN J. Y., « *High salivary testosterone is linked to masculine male facial appearance in humans* », *Evolution and Human Behavior*, vol. 25, 2004, p. 229-241.

• PUTS D. A., JONES B. C., et DEBRUINE L. M., « *Sexual selection on human faces and voices* », *Journal of Sex Research*, vol. 49, 2012, p. 227-243.

• HAMEDE R. K., MCCALLUM H., et JONES M., « *Biting injuries and transmission of Tasmanian devil facial tumour disease* », *Journal of Animal Ecology*, vol. 82, 2013, p. 182-190.

• KWIATKOWSKI F., BIGNON Y.-J., *et al.*, « *BRCA mutations increase fertility in families at hereditary breast/ovarian cancer risk* », *PLoS One*, vol. 10, 2015.

• SMITH K. R., HANSON H. A., MINEAU G. P., et BUYS S. S., « *Effects of BRCA1 and BRCA2 mutations on female fertility* », *Proceedings of the Royal Society B: Biological Sciences*, vol. 279, 2012, p. 1389-1395.

• LE SOUËF P. N., GOLDBLATT J., et LYNCH N. R., « *Evolutionary adaptation of inflammatory immune responses in human beings* », *The Lancet*, vol. 356, 2000, p. 242-244.

• VOSKARIDES K., « *Combination of 247 genome-wide association studies reveals high cancer risk as a result of evolutionary adaptation* », *Molecular Biology and Evolution*, vol. 35, 2018, p. 473–485.

• FROMENT A., « Les adaptations de l'homme à l'environnement », dans THOMAS F., et RAYMOND M., *Santé, médecine et sciences de l'évolution: une introduction*, Louvain-la-Neuve, De Boeck-Solal, 2013, p. 200–238.

• CLAYTON J. A., et TANNENBAUM C., « *Reporting sex, gender, or both in clinical research?* », *Journal of the American Medical Association*, vol. 316, 2016, p. 1863–1864.

• LEDFORD H., « *Cancer researchers push to relax rules for clinical trials—US government examines whether criteria for participating in drug studies unnecessarily exclude some people* », *Nature*, 2018.

• ZHANG W., EDWARDS A., FLEMINGTON E. K., et ZHANG K., « *Racial disparities in patient survival and tumor mutation burden, and the association between tumor mutation burden and cancer incidence rate* », *Scientific Reports*, vol. 7, 2017.

• AKINYEMIJU T. F., SAKHUJA S., WATERBOR J., PISU M., et ALTEKRUSE S. F., « *Racial/ethnic disparities in de novo metastases sites and survival outcomes for patients with primary breast, colorectal, and prostate cancer* », *Cancer Medicine*, vol. 7, 2018, p. 1183–1193.

第十二章　皮托悖论和大象的秘密

• ONG J.-S., MACGREGOR S., *et al.*, « *Height and overall cancer risk and mortality: evidence from a Mendelian randomisation study on 310,000 UK Biobank participants* », *British Journal of Cancer*, vol. 118, 2018, p. 1262–1267.

• DIXON-SUEN S. C., WEBB P. M., *et al.*, « *Adult height is associated with increased risk of ovarian cancer: a Mendelian randomisation study* », *British Journal of Cancer*, vol. 118, 2018, p. 1123–1129.

• NUNNEY L., « *The real war on cancer: The evolutionary dynamics of cancer suppression* », *Evolutionary Applications*, vol. 6, 2013, p. 11–19.

• LICHTENSTEIN A. V., « *On evolutionary origin of cancer* », *Cancer Cell International*, vol. 5, 2005.

• CAULIN A. F., et MALEY C. C., « *Peto's Paradox: evolution's prescription for cancer prevention* », *Trends in Ecology & Evolution*, vol. 26, 2011, p. 175–182.

• TOLLIS M., BODDY A. M., et MALEY C. C., « *Peto's paradox: how has evolution solved the problem of cancer prevention?* », *BMC Biology*, vol. 15, 2017.

• ABEGGLEN L. M., SCHIFFMAN J. D., *et al.*, « *Potential mechanisms for cancer resistance in elephants and comparative cellular response to DNA damage in humans* », *Journal of the American Medical Association*, vol. 314, 2015, p. 1850–1860.

• VAZQUEZ J. M., SULAK M., CHIGURUPATI S., et LYNCH V. J., « *A zombie LIF gene in elephants is upregulated by TP53 to induce apoptosis in response to DNA damage* »,

Cell Reports, vol. 24, 2018, p. 1765-1776.

• CAULIN A. F., GRAHAM T. A., WANG L.-S., et MALEY C. C., « *Solutions to Peto's paradox revealed by mathematical modelling and cross-species cancer gene analysis* », *Philosophical Transactions of the Royal Society B: Biological Sciences*, vol. 370, 2015.

• NAGY J. D., VICTOR E. M., et CROPPER J. H., « *Why don't all whales have cancer? A novel hypothesis resolving Peto's paradox* », *Integrative and Comparative Biology*, vol. 47, 2007, p. 317-328.

• CHIARI Y., GLABERMAN S., et LYNCH V. J., « *Insights on cancer resistance in vertebrates: reptiles as a parallel system to mammals* », *Nature Reviews Cancer*, vol. 18, 2018.

• MORTAZ E., ADCOCK I. M., *et al.*, « *Cancers related to immunodeficiencies: update and perspectives* », *Frontiers in Immunology*, vol. 7, 2016.

• BOSHOFF C., et WEISS R., « *Aids-related malignancies* », *Nature Reviews Cancer*, vol. 2, 2002, p. 373-382.

• TIAN X., SELUANOV A., *et al.*, « *High-molecular-mass hyaluronan mediates the cancer resistance of the naked mole rat* », *Nature*, vol. 499, 2013, p. 346-349.

• GIRALDO Y. M., TRANIELLO J. F. A., *et al.*, « *Lifespan behavioural and neural resilience in a social insect* », *Proceedings of the Royal Society B: Biological Sciences*, vol. 283, 2016.

• GORBUNOVA V., SELUANOV A., *et al.*, « *Cancer resistance in the blind mole rat is mediated by concerted necrotic cell death mechanism* », *Proceedings of the National Academy of Sciences*, vol. 109, 2012, p. 19392-19396.

• TIAN X., GORBUNOVA V., *et al.*, « *Evolution of telomere maintenance and tumour suppressor mechanisms across mammals* », *Philosophical Transactions of the Royal Society B: Biological Sciences*, vol. 373, 2018.

• NIELSEN J., STEFFENSEN J. F., *et al.*, « *Eye lens radiocarbon reveals centuries of lon gevity in the Greenland shark* (Somniosus microcephalus) », *Science*, vol. 353, 2016, p. 702-704.

• MARRA N. J., SHIVJI M. S., *et al.*, « *Comparative transcriptomics of elasmobranchs and teleosts highlight important processes in adaptive immunity and regional endothermy* », *BMC Genomics*, vol. 18, 2017.

• VITTECOQ M., THOMAS F., *et al.*, « *Turning natural adaptations to oncogenic factors into an ally in the war against cancer* », *Evolutionary Applications*, vol. 11, 2018.

• BROWN J. S., CUNNINGHAM J. J., et GATENBY R. A., « *The multiple facets of Peto's paradox: a life-history model for the evolution of cancer suppression* », *Philosophical Transactions of the Royal Society B: Biological Sciences*, vol. 370, 2015.

• ROCHE B., THOMAS F., *et al.*, « *Natural resistance to cancers: a Darwinian hypothesis to explain Peto's paradox* », *BMC Cancer*, vol. 12, 2012.

• THOMAS F., et RAYMOND M., *Santé, médecine et science de l'évolution : une introduction*, Louvain−la−Neuve, De Boeck−Solal, 2013.

• RAYMOND M., *Pourquoi je n'ai pas inventé la roue et autres surprises de la sélection naturelle*, Paris, Odile Jacob, coll. « Sciences », 2012.

第十三章 面对癌症,我们的器官反应不一

• TOMASETTI C., LI L., et VOGELSTEIN B., « *Stem cell divisions, somatic mutations, cancer etiology, and cancer prevention* », *Science*, vol. 355, 2017, p. 1330−1334.

• THOMAS F., UJVARI B., *et al.*, « *Evolutionary ecology of organs: a missing link in cancer development?* », *Trends in Cancer*, vol. 2, 2016, p. 409−415.

• MACARTHUR R. H., et WILSON E. O., *The Theory of Island Biogeography*, Princeton, Princeton University Press, 1967.

• ALLOUCHE O., KALYUZHNY M., MORENO−RUEDA G., PIZARRO M., et KADMON R., « *Area−heterogeneity tradeoff and the diversity of ecological communities* », *Proceedings of the National Academy of Sciences*, vol. 109, 2012, p. 17495−17500.

• MURALL C. L., MCCANN K., *et al.*, « *Invasions of host−associated microbiome networks* », dans BOHAN D. A., DUMBRELL A. J., et MASSOL F., *Advances in Ecological Research*, Academic Press, 2017, vol. 57, p. 201−281.

• DAVIS M. A., GRIME J. P., et THOMPSON K., « *Fluctuating resources in plant communities: a general theory of invasibility* », *Journal of Ecology*, vol. 88, 2000, p. 528−534.

• WOLIN K. Y., CARSON K., et COLDITZ G. A., « *Obesity and cancer* », *The Oncologist*, vol. 15, 2010, p. 556−565.

• DUCASSE H., THOMAS F., *et al.*, « *Cancer: an emergent property of disturbed resource−rich environments? Ecology meets personalized medicine* », *Evolutionary Applications*, vol. 8, 2015, p. 527−540.

• NUNNEY L., « *Lineage selection and the evolution of multistage carcinogenesis* », *Proceedings of the Royal Society B: Biological Sciences*, vol. 266, 1999, p. 493−498.

• NOBLE R., KALTZ O., et HOCHBERG M. E., « *Peto's paradox and human cancers* », *Philosophical Transactions of the Royal Society B: Biological Sciences*, vol. 370, 2015.

• GIRAUDEAU M., *et al.*, « *Differences in mutational processes and intratumoral heterogeneity between organs: the local selective filter hypothesis* », *Evolution, Medicine, and Public Health*, vol. 2019, 2019, p. 139−146.

• GIDOIN C., UJVARI B., THOMAS F., et ROCHE B., « *How is the evolution of tumour resistance at organ−scale impacted by the importance of the organ for fitness?* », *BMC Evolutionary Biology*, vol. 18, 2018.

• DEGREGORI J., *Adaptive Oncogenesis. A New Understanding of How Cancer*

Evolves inside Us, Massachusetts, Harvard University Press, 2018.

• ERMOLAEVA M., NERI F., ORI A., et RUDOLPH K. L., « *Cellular and epigenetic drivers of stem cell ageing* », *Nature Reviews Molecular Cell Biology*, vol. 19, 2018, p. 594-610.

• GATENBY R. A., GILLIES R. J., et BROWN J. S., « *Of cancer and cave fish* », *Nature Reviews Cancer*, vol. 11, 2011, p. 237-238.

• MORAN D., SOFTLEY R., et WARRANT E. J., « *The energetic cost of vision and the evolution of eyeless Mexican cavefish* », *Science Advances*, vol. 1, 2015.

• HURSTING S. D., SMITH S. M., LASHINGER L. M., HARVEY A. E., et PERKINS S. N., « *Calories and carcinogenesis: lessons learned from 30 years of calorie restriction research* », *Carcinogenesis*, vol. 31, 2010, p. 83-89.

• FONTANA L., PARTRIDGE L., et LONGO V. D., « *Extending healthy life span —from yeast to humans* », *Science*, vol. 328, 2010, p. 321-326.

• RUBIO-PATIÑO C., RICCI J.-E., *et al.*, « *Low-protein diet induces IRE1α-dependent anticancer immunosurveillance* », *Cell Metabolism*, vol. 27, 2018, p. 828-842.

• VIRDIS R., VOLTA C., *et al.*, « *Precocious puberty in girls adopted from developing countries* », *Archives of Disease in Childhood*, vol. 78, 1998, p. 152-154.

• MATTSON M. P., LONGO V. D., et HARVIE M., « *Impact of intermittent fasting on health and disease processes* », *Ageing Research Reviews*, vol. 39, 2017, p. 46-58.

• LEE C., LONGO V. D., *et al.*, « *Fasting cycles retard growth of tumors and sensitize a range of cancer cell types to chemotherapy* », *Science Translational Medicine*, vol. 4, 2012.

第十四章　为什么癌症比以往更加常见

• DAVID A. R., et ZIMMERMAN M. R., « *Cancer: an old disease, a new disease or something in between?* », *Nature Reviews Cancer*, vol. 10, 2010, p. 728-733.

• UKRAINTSEVA S. V., et YASHIN A. I., « *Individual aging and cancer risk: how are they related?* », *Demographic Research*, vol. 9, 2003, p. 163-196.

• ARAMILLO IRIZAR P., KALETA C., *et al.*, « *Transcriptomic alterations during ageing reflect the shift from cancer to degenerative diseases in the elderly* », *Nature Communications*, vol. 9, 2018.

• DE HAAN G., NIJHOF W., et VAN ZANT G., « *Mouse strain-dependent changes in frequency and proliferation of hematopoietic stem cells during aging: correlation between lifespan and cycling activity* », *Blood*, vol. 89, 1997, p. 1543-1550.

• YAMAMICHI M., URABE J., *et al.*, « *A shady phytoplankton paradox: when phytoplankton increases under low light* », *Proceedings of the Royal Society B: Biological Sciences*, vol. 285, 2018.

• KOZMA L., « *Age-dependent variation of doubling times in malignant disorders:*

why are the doubling times of tumours in childhood shorter than in adulthood? », *Medical Hypotheses*, vol. 50, 1998, p. 419–422.

• KROENKE C. H., CAAN B. J., *et al.*, « *Analysis of body mass index and mortality in patients with colorectal cancer using causal diagrams* », *JAMA Oncology*, vol. 2, 2016, p. 1137–1145.

• LENNON H., SPERRIN M., BADRICK E., et RENEHAN A. G., « *The obesity paradox in Cancer: a review* », *Current Oncology Reports*, vol. 18, 2016.

• XIA J., TANG Z., DENG Q., WANG J., et YU J., « *Being slightly overweight is associated with a better quality of life in breast cancer survivors* », *Scientific Reports*, vol. 8, 2018.

• PESOLA F., FERLAY J., et SASIENI P., « *Cancer incidence in English children, adolescents and young people: past trends and projections to 2030* », *British Journal of Cancer*, vol. 117, 2017, p. 1865–1873.

• CORBETT S., COURTIOL A., LUMMAA V., MOORAD J. A., et STEARNS S. C., « *The transition to modernity and chronic disease: mismatch and natural selection* », *Nature Reviews Genetics*, vol. 19, 2018, p. 419–430.

• HOCHBERG M. E., et NOBLE R. J., « *A framework for how environment contributes to cancer risk* », *Ecology Letters*, vol. 20, 2017, p. 117–134.

• GREAVES M., et AKTIPIS C. A., « *Mismatches with our ancestral environments and cancer risk* », dans MALEY C. C., et GREAVES M., *Frontiers in Cancer Research*, New York, Springer-Verlag, 2016.

• CHECK E., « *Human evolution: how Africa learned to love the cow* », *Nature*, vol. 444, 2006, p. 994–996.

• LYTE M., DESS N. K., *et al.*, « *Gut microbiota and a selectively bred taste phenotype: a Novel model of microbiome-behavior relationships* », *Psychosomatic Medicine*, vol. 78, 2016, p. 610–619.

• KIM J. S., et DE LA SERRE C. B., « *Diet, gut microbiota composition and feeding behavior* », *Physiology & Behavior*, vol. 192, 2018, p. 177–181.

• WONG A. C., PONTON F., *et al.*, « *Gut microbiota modifies olfactory-guided microbial preferences and foraging decisions in* Drosophila », *Current Biology*, vol. 27, 2017, p. 2397–2404.

• SERVAN-SCHREIBER D., *Anticancer. Prévenir et lutter grâce à nos défenses naturelles*, Paris, Robert Laffont, 2007.

• JIANG Y., YANG P., *et al.*, « *Dietary sugar induces tumorigenesis in mammary gland partially through 12 lipoxygenase pathway* », *Cancer Research*, vol. 75, 2015.

• WENG Y., ZHU J., CHEN Z., FU J., et ZHANG F., « *Fructose fuels lung adenocarcinoma through GLUT5* », *Cell Death & Disease*, vol. 9, 2018.

• KEARNS C. E., SCHMIDT L. A., et GLANTZ S. A., « *Sugar industry and coro-*

nary heart disease research », *JAMA Internal Medicine*, vol. 76, 2016, p. 1680–1685.

• O'CONNOR A., « *How the Sugar Industry Shifted Blame to Fat* », *The New York Times*, 2016.

• CONWAY E. M., et ORESKES N., *Les marchands de doute*, Paris, Le Pommier, coll. « Essais et documents », 2012.

• CUCINOTTA F. A., CACAO E., « *Non-targeted effects models predict significantly higher mars mission cancer risk than targeted effects models* », *Scientific Reports*, vol. 7, 2017.

• CASTON R., LUC K., HENDRIX D., HUROWITZ J. A., et DEMPLE B., « *Assessing toxicity and nuclear and mitochondrial DNA damage caused by exposure of mammalian cells to lunar regolith simulants* », *GeoHealth*, vol. 2, 2018.

• SYMMERS W. S., « *Carcinoma of breast in trans-sexual individuals after surgical and hormonal interference with the primary and secondary sex characteristics* », *British Medical Journal*, vol. 2, 1968, p. 83–85.

• BRITT K., et SHORT R., « *The plight of nuns: hazards of nulliparity* », *The Lancet*, vol. 379, 2012. p. 2322–2323.

• PROCTOR R. N., « *The history of the discovery of the cigarette-lung cancer link: evidentiary traditions, corporate denial, global toll* », *Tobacco Control*, vol. 21, 2012, p. 87–91.

• HECHT S. S., « *Tobacco smoke carcinogen and lung cancer* », *Journal of the National Cancer Institute*, vol. 91, 1999, p. 1194–1210.

• THOMAS F., et RAYMOND M., *Médecine évolutionniste, une approche darwinienne de la santé*, Paris, Le Cavalier Bleu, coll. « Idées reçues », 2018.

• REIF J. S., BRUNS C., et LOWER K. S., « *Cancer of the nasal cavity and paranasal sinuses and exposure to environmental tobacco smoke in pet dogs* », *American Journal of Epidemiology*, vol. 147, 1998, p. 488–492.

• PINC L., BARTOŠ L., RESLOVÁ A., et KOTRBA R., « *Dogs discriminate identical twins* », *PLoS One*, vol. 6, 2011.

• MCCULLOCH M., JANECKI T., *et al.*, « *Diagnostic accuracy of canine scent detection in early-and late-stage lung and breast cancers* », *Integrative Cancer Therapies*, vol. 5, 2006.

• EHMANN R., WALLES T., *et al.*, « *Canine scent detection in the diagnosis of lung cancer: revisiting a puzzling phenomenon* », *European Respiratory Journal*, vol. 39, 2012, p. 669–676.

• STRAUCH M., DI NATALE C., *et al.*, « *More than apples and oranges—Detecting cancer with a fruit fly's antenna* », *Scientific Reports*, vol. 4, 2014.

• LEVENSON R. M., KRUPINSKI E. A., NAVARRO V. M., WASSERMAN E. A., « *Pigeons* (Columba livia) *as trainable observers of pathology and radiology breast cancer images* », *PLoS One*, vol. 10, 2015.

• CASÁS-SELVES M., et DEGREGORI J., « *How cancer shapes evolution and how evolution shapes cancer* », *Evolution: Education and Outreach*, vol. 4, 2011, p. 624-634.

• LEROI A. M., KOUFOPANOU V., et BURT A., « *Cancer selection* », *Nature Reviews Cancer*, vol. 3, 2003, p. 226-231.

• CRESPI B., et SUMMERS K., « *Evolutionary biology of cancer* », *Trends in Ecology & Evolution*, vol. 20, 2005, p. 545-552.

• MA X., ZHANG J., *et al.*, « *Pan-cancer genome and transcriptome analyses of 1,699 paediatric leukaemias and solid tumours* », *Nature*, vol. 555, 2018, p. 371-376.

• GREAVES M., « *Infection, immune responses and the aetiology of childhood leukaemia* », *Nature Reviews Cancer*, vol. 6, 2006, p. 193-203.

• GREAVES M., « *A causal mechanism for childhood acute lymphoblastic leukaemia* », *Nature Reviews Cancer*, vol. 18, 2018, p. 471-484.

• ROZHOK A. I., SALSTROM J. L., et DEGREGORI J., « *Stochastic modeling reveals an evolutionary mechanism underlying elevated rates of childhood leukemia* », *Proceedings of the National Academy of Sciences*, vol. 113, 2016, p. 1050-1055.

第十五章 当癌症有了传染性

• ROUS P., « *A transmissible avian neoplasm（sarcoma of the common fowl）* », *Journal of Experimental Medicine*, vol. 12, 1910, p. 696-705.

• EPSTEIN M. A., ACHONG B. G., et BARR Y. M., « *Virus particles in cultured lymphoblasts from Burkitt's lymphoma* », *The Lancet*, vol. 1, 1964, p. 702-703.

• DE MARTEL, et FRANCESCHI S., « *Infections and cancer: established associations and new hypotheses* », *Critical Reviews in Oncology/Hematology*, vol. 70, 2009, p. 183-194.

• UEMURA N., SCHLEMPER R. J., *et al.*, « Helicobacter pylori *infection and the development of gastric cancer* », *New England Journal of Medicine*, vol. 345, 2001, p. 784-789.

• CALDWELL A., SIDDLE H. V., *et al.*, « *The newly-arisen devil facial tumour disease 2（DFT2）reveals a mechanism for the emergence of a contagious cancer* », *eLife*, 2018.

• METZGER M. J., REINISCH C., SHERRY J., et GOFF S. P., « *Horizontal transmission of clonal cancer cells causes leukemia in soft-shell clams* », *Cell*, vol. 161, 2015, p. 255-263.

• UJVARI B., GATENBY R. A., et THOMAS F., « *The evolutionary ecology of transmissible cancers* », *Infection Genetics and Evolution*, vol. 39, 2016, p. 293-303.

• NÍ LEATHLOBHAIR M., FRANTZ L. A. F., *et al.*, « *The evolutionary history of dogs in the Americas* », *Science*, vol. 361, 2018, p. 81-85.

• UJVARI B., GATENBY R. A., et THOMAS F., « *Transmissible cancer: the evolution of interindividual metastasis* », dans UJVARI B., ROCHE B., et THOMAS F., *Ecology and Evolution of Cancer*, Issy-les-Moulineaux, Elsevier, 2017, p. 167-179.

• MACKIE R. M., REID R., et JUNOR B., « *Fatal melanoma transferred in a donated kidney 16 years after melanoma surgery* », *New England Journal of Medicine*, vol. 348, 2003, p. 567-568.

• WELSH J. S., « *Contagious Cancer* », *The Oncologist*, vol. 16, 2011, p. 1-4.

• LOUE S., *Textbook of Research Ethics: Theory and Practice*, New York, Springer Science & Business Media, 2000.

• MUEHLENBACHS A., ZAKI S. R., *et al.*, « *Malignant transformation of* Hymenolepis nana *in a human host* », *The New England Journal of Medicine*, vol. 373, 2015, p. 1845-1852.

• MAYNARD SMITH J., *The Evolution of Sex*, Cambridge University Press, Cambridge, UK, 1978.

• AULD S. K. J. R., TINKLER S. K., et TINSLEY M. C., « *Sex as a strategy against rapidly evolving parasites* », *Proceedings of the Royal Society B: Biological Sciences*, vol. 283, 2016.

• THOMAS F., UJVARI B., *et al.*, « *Transmissible cancer and the evolution of sex* », *PLoS Biol*, vol. 17, 2019.

• GREAVES M., et HUGHES W., « *Cancer cell transmission via the placenta* », *Evolution, Medicine & Public Health*, vol. 2018, 2018, p. 106-115.

• GREAVES M., MAIA A. T., WIEMELS J. L., et FORD A. M., « *Leukemia in twins: lessons in natural history* », *Blood*, vol. 102, 2003, p. 2321.

• DOMAZET-LOSO T., *et al.*, « *Naturally occurring tumours in the basal metazoan* Hydra », *Nature Communications*, vol. 5, 2014, p. 4222.

• KRISKO A., LEROY M., RADMAN M., et MESELSON M., « *Extreme anti-oxidant protection against ionizing radiation in bdelloid rotifer* », *Proceedings of the National Academy of Sciences of the United States of America*, vol. 109, 2012, p. 2354-2357.

• DOBATA S., TSUJI K., *et al.*, « *Persistence of the single lineage of transmissible* 'social cancer' *in an asexual ant* », *Molecular Ecology*, vol. 20, 2010, p. 441-455.

第十六章 癌细胞是否真的永生不死

• ANDERSON J. R., PETTITT P., et BIRO D., « *Evolutionary thanatology: impacts of the dead on the living in humans and other animals* », *Philosophical Transactions of the Royal Society B: Biological Sciences*, vol. 373, 2018.

• POZHITKOV A. E, NOBLE P. A., *et al.*, « *Tracing the dynamics of gene tran-*

scripts after organismal death », *Open Biology*, vol. 7, 2017.

• POZHITKOV A. E., et NOBLE P. A., « *Gene expression in the twilight of death* », *Bioessays*, vol. 39, 2017.

• HUNTER M. C., POZHITKOV A. E., et NOBLE P. A., « *Accurate predictions of postmortem interval using linear regression analyses of gene meter expression data* », *Forensic Science International*, vol. 275, 2017, p. 90−101.

• LATIL M., CHRÉTIEN F., *et al.*, « *Skeletal muscle stem cells adopt a dormant cell state postmortem and retain regenerative capacity* », *Nature Communications*, vol. 3, 2012.

• NOBLE A. E., et POZHITKOV A. E., « *What happens to our genes in the twilight of death?* », *Health & Physiology*, 2017.

第十七章　有趣的结对

• DE MAZANCOURT C., LOREAU M., et DIECKMANN U., « *Understanding mutualism when there is adaptation to the partner* », *Journal of Ecology*, vol. 93, 2005, p. 305−314.

• RAMANAN D., CADWELL K., *et al.*, « *Helminth infection promotes colonization resistance via type 2 immunity* », *Science*, vol. 352, 2016, p. 608−612.

• EZENWA V. O., et JOLLES A. E., « *Opposite effects of anthelmintic treatment on microbial infection at individual versus population scales* », *Science*, vol. 347, 2015, p. 175−177.

• YAZDANBAKHSH M., KREMSNER P. G., et VAN REE R., « *Allergy, parasites, and the hygiene hypothesis* », *Science*, vol. 296, 2002, p. 490−494.

• HESSELMAR B., HICKE-ROBERTS A., et WENNERGREN G., « *Allergy in children in hand versus machine dishwashing* », *Pediatrics*, vol. 135, 2015.

• HANSKI I., HAAHTELA T., *et al.*, « *Environmental biodiversity, human microbiota, and allergy are interrelated* », *Proceedings of the National Academy of Sciences*, vol. 109, 2012, p. 8334−8339.

• FINN O. J., « *The dawn of vaccines for cancer prevention* », *Nature Reviews Immunology*, vol. 18, 2018, p. 183−194.

THOMAS F., UJVARI B., *et al.*, « *Evolved dependence in response to cancer* », *Trends in Ecology & Evolution*, vol. 33, 2018, p. 269−276.

• KENNEDY D. A., et READ A. F., « *Why does drug resistance readily evolve but vaccine resistance does not?* », *Proceedings of the Royal Society B: Biological Sciences*, vol. 284, 2017.

第十八章　小心入侵物种

• SOSA M. S., BRAGADO P., et AGUIRRE-GHISO J. A., « *Mechanisms of dissemi-*

nated cancer cell dormancy: an awakening field », *Nature Reviews Cancer*, vol. 14, 2014, p. 611–622.

• RIETHDORF S., WIKMAN H., et PANTEL K., « *Review: biological relevance of disseminated tumor cells in cancer patients* », *International Journal of Cancer*, vol. 123, 2008, p. 1991–2006.

• LUZZI K. J., GROOM A. C., *et al.*, « *Multistep nature of metastatic inefficiency: dormancy of solitary cells after successful extravasation and limited survival of early micro-metastases* », *The American Journal of Pathology*, vol. 153, 1998, p. 865–873.

• HOSHINO A., LYDEN D., *et al.*, « *Tumour exosome integrins determine organotropic metastasis* », *Nature*, vol. 527, 2015, p. 329–335.

• COMEN E., et NORTON L., « *Self-seeding in cancer* », *Recent Results in Cancer Research*, vol. 195, 2012, p. 13–23.

• KIM M. Y., MASSAGUÉ J., *et al.*, « *Tumor self-seeding by circulating cancer cells* », *Cell*, vol. 139, 2009, p. 1315–1326.

• SCOTT J. G., BASANTA D., ANDERSON A. R. A., et GERLEE P., « *A mathematical model of tumour self-seeding reveals secondary metastatic deposits as drivers of primary tumour growth* », *Journal of the Royal Society Interface*, vol. 10, 2013.

• GUTEKUNST J., LYKO F., *et al.*, « *Clonal genome evolution and rapid invasive spread of the marbled crayfish* », *Nature Ecology & Evolution*, vol. 2, 2018, p. 567–573.

• POUDINEH M., SARGENT E. H., PANTEL K., et KELLEY S. O., « *Profiling circulating tumour cells and other biomarkers of invasive cancers* », *Nature Biomedical Engineering*, vol. 2, 2018, p. 72–84.

• BENIAS P. C., THEISE N. D., *et al.*, « *Structure and distribution of an unrecognized interstitium in human tissues* », *Scientific Reports*, vol. 8, 2018.

第十九章　癌症操控人类

• HUGHES D. P., BRODEUR J., et THOMAS F., *Host Manipulation by Parasites*, Oxford, Oxford University Press, 2012.

• YANOVIAK S. P., KASPARI M., DUDLEY R., et POINAR G., « *Parasite-induced fruit mimicry in a tropical canopy ant* », *The American Naturalist*, vol. 171, 2008, p. 536–544.

• THOMAS F., RENAUD F., *et al.*, « *Do hairworms（Nematomorpha）manipulate the water seeking behaviour of their terrestrial hosts?* », *Journal of Evolutionary Biology*, vol. 15, 2002, p. 356–361.

• MAURE F., PAYETTE-DAOUST S., BRODEUR J., MITTA G., et THOMAS F., « *Diversity and evolution of bodyguard manipulation* », *Journal of Experimental Biology*, vol. 216, 2013, p. 36–42.

• HURD H., « *Manipulation of medically important insect vectors by their parasites* », *Annual Review of Entomology*, vol. 48, 2003, p. 141-161.

• LACROIX R., MUKABANA W. R., GOUAGNA L.-C., et KOELLA J. C., « *Malaria infection increases attractiveness of humans to mosquitoes* », *PLoS Biology*, vol. 3, 2005, p. 1590-1593.

• BERDOY M., WEBSTER J. P., et MACDONALD D. W., « *Fatal attraction in rats infected with* Toxoplasma gondii », *Proceedings of the Royal Society B: Biological Sciences*, vol. 267, 2000, p. 1591-1594.

• FLEGR J., LENOCHOVÁ P., HODNÝ Z., et VONDROVÁ M., « *Fatal attraction phenomenon in humans-cat odour attractiveness increased for* Toxoplasma-*infected men while decreased for infected women* », *PLoS Neglected Tropical Diseases*, vol. 5, 2011.

• POIROTTE C., CHARPENTIER M., *et al.*, « *Morbid attraction to leopard urine in* Toxoplasma-*infected chimpanzees* », *Current Biology*, vol. 26, 2016, p. R98-R99.

• LAFFERTY K. D., « *Can the common brain parasite,* Toxoplasma gondii, *influence human culture?* », *Proceedings of the Royal Society B: Biological Sciences*, vol. 273, 2006, p. 2749-2755.

• JOHNSON S. K., JOHNSON P. T. J., *et al.*, « *Risky business: linking* Toxoplasma gondii *infection and entrepreneurship behaviours across individuals and countries* », *Proceedings of the Royal Society B: Biological Sciences*, vol. 285, 2018.

• THOMAS F., MISSÉ D., *et al.*, « *Incidence of adult brain cancers is higher in countries where the protozoan parasite* Toxoplasma gondii *is common* », *Biology Letters*, vol. 8, 2012, p. 101-103.

• TISSOT T., THOMAS F., *et al.*, « *Host manipulation by cancer cells: expectations, facts, and therapeutic implications* », *BioEssays*, vol. 38, 2016, p. 276-285.

• PRESTON B. T., CAPELLINI I., MCNAMARA P., BARTON R. A., et NUNN C. L., « *Parasite resistance and the adaptive significance of sleep* », *BMC Evolutionary Biology*, vol. 9, 2009.

• BERTICAT C., ARTERO S., *et al.*, « *Excessive daytime sleepiness and antipathogen drug consumption in the elderly: a test of the immune theory of sleep* », *Scientific Reports*, vol. 6, 2016.

• CHANG C. H., PEARCE E. L., *et al.*, « *Metabolic competition in the tumor microenvironment is a driver of cancer progression* », *Cell*, vol. 162, 2015, p. 1229-1241.

• ERREN T. C., WESTERMANN I. K., *et al.*, « *Sleep and cancer: synthesis of experimental data and meta-analyses of cancer incidence among some 1,500,000 study individuals in 13 countries* », *Chronobiology International*, vol. 33, 2016, p. 325-350.

• LOWERY A. E., « *Sleep and cancer* », dans HOLLAND J. C., BUTOW P. N., *et al.*, *Psycho-Oncology*, Oxford, Oxford University Press, 2015.

• HAKIM F., GOZAL D., *et al.*, « *Fragmented sleep accelerates tumor growth and progression through recruitment of tumor-associated macrophages and TLR4 signaling* », *Cancer Research*, vol. 74, 2014, p. 1329-1337.

• MARTÍNEZ-GARCIA M. Á., FARRÉ R., *et al.*, « *Association between sleep disordered breathing and aggressiveness markers of malignant cutaneous melanoma* », *The European Respiratory Journal*, vol. 43, 2014, p. 1661-1668.

• ALCOCK J., MALEY C. C., et AKTIPIS C. A., « *Is eating behavior manipulated by the gastrointestinal microbiota? Evolutionary pressures and potential mechanisms* », *BioEssays*, vol. 36, 2014, p. 940-949.

• TISDALE M. J., « *Cachexia in cancer patients* », *Nature Reviews Cancer*, vol. 2, 2002, p. 862-871.

• HUANG J., LEHNER R., *et al.*, « *Tumor-induced hyperlipidemia contributes to tumor growth* », *Cell Reports*, vol. 15, 2016, p. 336-348.

• TISDALE M. J., « *Mechanisms of cancer cachexia* », *Physiological Reviews*, vol. 89, 2009, p. 381-410.

第二十章　意想不到的生态后果

• GIRAUDEAU M., SEPP T., UJVARI B., EWALD P. W., et THOMAS F., « *Human activities might influence oncogenic processes in wild animal populations* », *Nature Ecology & Evolution*, vol. 2, 2018, p. 1065-1070.

• SALMAN T., « *Spontaneous tumor regression* », *Journal of Oncological Science*, vol. 2, 2016, p. 1-4.

• THOMAS F., UJVARI B., *et al.*, « *Cancer is not（only）a senescence problem* », *Trends in Cancer*, vol. 4, 2018, p. 169-172.

• ABOLINS S., VINEY M., *et al.*, « *The ecology of immune state in a wild mammal, Mus musculus domesticus* », *PLoS Biology*, vol. 16, 2018.

• NOGUERA J. C., METCALFE N. B., et MONAGHAN P., « *Experimental demonstration that offspring fathered by old males have shorter telomeres and reduced lifespans* », *Proceedings of the Royal Society B: Biological Sciences*, vol. 285, 2018.

• ARSLAN R. C., PENKE L., *et al.*, « *Older fathers' children have lower evolutionary fitness across four centuries and in four populations* », *Proceedings of the Royal Society B: Biological Sciences*, vol. 284, 2017.

• DE ROODE J. C., LEFÈVRE T., et HUNTER M. D., « *Self-medication in animals* », *Science*, vol. 340, 2013, p. 150-151.

• AXELSSON J., LEKANDER M., *et al.*, « *Identification of acutely sick people and facial cues of sickness* », *Proceedings of the Royal Society B: Biological Sciences*, vol. 285, 2018.

• DAWSON E. H., MERY F., *et al.*, « *An interaction between cancer progression and social environment in* Drosophila », *Nature Communications*, vol. 9, 2018.

• WILLIAMS J. B., CONZEN S. D., *et al.*, « *A model of gene–environment interaction reveals altered mammary gland gene expression and increased tumor growth following social isolation* », *Cancer Prevention Research*, vol. 2, 2009, p. 850–861.

• HERMES G. L., MCCLINTOCK M. K., *et al.*, « *Social isolation dysregulates endocrine and behavioral stress while increasing malignant burden of spontaneous mammary tumors* », *Proceedings of the National Academy of Sciences*, vol. 106, 2009, p. 22393–22398.

• VISSOCI REICHE E. M., ODEBRECHT VARGAS NUNES S., et KAMINAMI MORIMOTO H., « *Stress, depression, the immune system, and cancer* », *Lancet Oncology*, vol. 5, 2004, p. 617–625.

• ALVARADO L. C., « *Do evolutionary life–history trade–offs influence prostate cancer risk? A review of population variation in testosterone levels and prostate cancer disparities* », *Evolutionary Applications*, vol. 6, 2013, p. 117–133.

• STANTON S. J., et SCHULTHEISS O. C., « *Basal and dynamic relationships between implicit power motivation and estradiol in women* », *Hormones and Behavior*, vol. 52, 2007, p. 571–580.

• MØLLER A. P., BONISOLI–ALQUATI A., et MOUSSEAU T. A., « *High frequency of albinism and tumours in free–living birds around Chernobyl* », *Mutation Research–Genetic Toxicology and Environmental Mutagenesis*, vol. 757, 2013, p. 52–59.

• MARTINEAU D., MIKAELIAN I., *et al.*, « *Cancer in wildlife, a case study: beluga from the St. Lawrence estuary, Québec, Canada* », *Environmental Health Perspectives*, vol. 110, 2002, p. 285–292.

• HEGGLIN M. I., et SHEPHERD T. G., « *Large climate–induced changes in ultraviolet index and stratosphere–to–troposphere ozone flux* », *Nature Geoscience*, vol. 2, 2009, p. 687–691.

• MARTINEZ–LEVASSEUR L. M., ACEVEDO–WHITEHOUSE K., *et al.*, « *Acute sun damage and photoprotective responses in whales* », *Proceedings of the Royal Society B: Biological Sciences*, vol. 278, 2011, p. 1581–1586.

• MARTINEZ–LEVASSEUR L. M., FURGAL C. M., HAMMILL M. O., et BURNESS G., « *Towards a better understanding of the effects of UV on Atlantic walruses, Odobenus rosmarus rosmarus: a study combining histological data with local ecological knowledge* », *PLoS One*, vol. 11, 2016.

• KNAPP C. R., ROMERO L. M., *et al.*, « *Physiological effects of tourism and associated food provisioning in an endangered iguana* », *Conservation Physiology*, vol. 1, 2013.

• UJVARI B., MADSEN T., *et al.*, « *Genetic diversity, inbreeding and cancer* », *Proceedings of the Royal Society B: Biological Sciences*, vol. 285, 2018.

• SMITH S., et HUGHES J., « *Microsatellite and mitochondrial DNA variation defines island genetic reservoirs for reintroductions of an endangered Australian marsupial,*

Perameles bougainville », *Conservation Genetics*, vol. 9, 2008, p. 547–557.

• JOSLIN J. O., HAINES D., *et al.*, « *Viral papilloma and squamous cell carcinomas in snow leopards*（Uncia uncia）»，文章见于美国动物园兽医协会（AAZV）与国际水生动物医学协会（IAAAM）2000年于新奥尔良市举行的联合会议。

• DUFFY D. J., MARTINDALE M. Q., *et al.*, « *Sea turtle fibropapilloma tumors share genomic drivers and therapeutic vulnerabilities with human cancers* », *Communications Biology*, vol. 1, 2018.

第二十一章　新的治疗方向

• HAUSER D. J., et WASSERSUG R., « *Do we need to end the 'war' on cancer?* », *The Guardian*, 22 mar 2015.

• MAYR E., *The Growth of Biological Thought–Diversity, Evolution, and Inheritance*, Massachusetts, Harvard University Press, 1982, p. 616–617.

• THOMAS F., et RAYMOND M., *Santé, médecine et science de l'évolution: une introduction*, Louvain–la–Neuve, De Boeck–Solal, 2013.

• PERINO L., *Pour une médecine évolutionniste. Une nouvelle vision de la santé*, Paris, Le Seuil, coll. « Science ouverte », 2017.

• THOMAS F., et RAYMOND M., *Médecine évolutionniste, une approche darwinienne de la santé*, Paris, Le Cavalier bleu, coll. « Idées reçues », 2019.

• PLUSQUELLEC P., PAQUETTE D., THOMAS F., et RAYMOND M., *Les Troubles psy expliqués par la théorie de l'évolution. Comprendre les troubles de la santé mentale grâce à Darwin*, Louvain–la–Neuve, De Boeck Supérieur, coll. « Santé médecine et sciences de l'évolution », 2016.

• JOHNSON S. B., PARK H. S.–M., GROSS C. P., et YU J. B., « *Use of alternative medicine for cancer and its impact on survival* », *Journal of the National Cancer Institute*, vol. 110, 2018, p. 121–124.

• BACEVIC K., FISHER D., *et al.*, « *Spatial competition constrains resistance to targeted cancer therapy* », *Nature Communications*, vol. 8, 2017.

• MALEY C. C., SHIBATA D., *et al.*, « *Classifying the evolutionary and ecological features of neoplasms* », *Nature Reviews Cancer*, vol. 17, 2017, p. 605–619.

• DATTA R. S., GUTTERIDGE A., SWANTON C., MALEY C. C., et GRAHAM T. A., « *Modelling the evolution of genetic instability during tumour progression* », *Evolutionary Applications*, vol. 6, 2013, p. 20–33.

• DOBZHANSKY T., « *Genetics of natural populations: recombination and variability in populations of* Drosophila pseudoobscura », *Genetics*, vol. 31, 1946, p. 269–290.

• HARTWELL L. H., SZANKASI P., ROBERTS C. J., MURRAY A. W., et FRIEND S. H., « *Integrating genetic approaches into the discovery of anticancer drugs* »,

Science, vol. 278, 1997, p. 1064–1068.

• KAELIN W. G., « *The concept of synthetic lethality in the context of anticancer therapy* », *Nature Reviews Cancer*, vol. 5, 2005, p. 689–698.

• WANG X., et SIMON R., « *Identification of potential synthetic lethal genes to p53 using a computational biology approach* », *BMC Medical Genomics*, vol. 6, 2013.

• BRYANT H. E., HELLEDAY T., *et al.*, « *Specific killing of BRCA2-deficient tumours with inhibitors of poly (ADP-ribose) polymerase* », *Nature*, vol. 434, 2005, p. 913–917.

• KIM Y., XIE Y., *et al.*, « *Reverse the resistance to PARP inhibitors* », *International Journal of Biological Sciences*, vol. 13, 2017, p. 198–208.

• MONTONI A., ROBU M., POULIOT É., et SHAH G. M., « *Resistance to PARP-inhibitors in cancer therapy* », *Frontiers in Pharmacology*, vol. 4, 2013.

• TRIMMER P. C., EHLMAN S. M., MCNAMARA J. M., et SIH A., « *The erroneous signals of detection theory* », *Proceedings of the Royal Society B: Biological Sciences*, vol. 284, 2017.

• GATENBY R. A., CUNNINGHAM J. J., et BROWN J. S., « *Evolutionary triage governs fitness in driver and passenger mutations and suggests targeting never mutations* », *Nature Communications*, vol. 5, 2014.

• MARTINEZ J. D., « *Restoring p53 tumor suppressor activity as an anticancer therapeutic strategy* », *Future Oncology*, vol. 6, 2010, p. 1857–1862.

• ACOSTA J., WANG W., et FELDSER D. M., « *Off and back-on again: a tumor suppressor's tale* », *Oncogene*, vol. 37, 2018, p. 3058–3069.

• HAY N., « *Reprogramming glucose metabolism in cancer: can it be exploited for cancer therapy?* », *Nature Reviews Cancer*, vol. 16, 2016, p. 635–649.

• HUANG L., XU H., et PENG G., « *TLR-mediated metabolic reprogramming in the tumor microenvironment: potential novel strategies for cancer immunotherapy* », *Cellular & Molecular Immunology*, vol.15, 2018, p. 428–437.

• MAZZONE M., CARMELIET P., *et al.*, « *Heterozygous deficiency of PHD2 restores tumor oxygenation and inhibits metastasis via endothelial normalization* », *Cell*, vol. 136, 2009, p. 839–851.

• DORAYAPPAN K. D. P., SELVENDIRAN K., *et al.*, « *Hypoxia-induced exosomes contribute to a more aggressive and chemoresistant ovarian cancer phenotype: a novel mechanism linking STAT3/Rab proteins* », *Oncogene*, vol. 37, 2018, p. 3806–3821.

• FALCO M., ARRA C., *et al.*, « *Tumour biomarkers: homeostasis as a novel prognostic indicator* », *Open Biology*, vol. 6, 2016.

• LIANG Q., YU J., *et al.*, « *Fecal bacteria act as novel biomarkers for noninvasive diagnosis of colorectal cancer* », *Clinical Cancer Research*, vol. 23, 2017, p. 2061–2070.

• BÖRNIGEN D., HUTTENHOWER C., *et al.*, « *Alterations in oral bacterial commu-*

nities are associated with risk factors for oral and oropharyngeal cancer », *Scientific Reports*, vol. 7, 2017.

• MARX V., « *How to pull the blanket off dormant cancer cells* », *Nature Methods*, vol. 15, 2018, p. 249-252.

• ORLANDO P. A., GATENBY R. A., et BROWN J. S., « *Tumor evolution in space: the effects of competition colonization tradeoffs on tumor invasion dynamics* », *Frontiers in Oncology*, vol. 3, 2013.

• ESTRELLA V., GILLIES R. J., *et al.*, « *Acidity generated by the tumor microenvironment drives local invasion* », *Cancer Research*, vol. 73, 2013, p. 1524-1535.

• MOELLERING R. E., GILLIES R. J., *et al.*, « *Acid treatment of melanoma cells selects for invasive phenotypes* », *Clinical & Experimental Metastasis*, vol. 25, 2008, p 411-425.

• VERDUZCO D., GILLIES R. J., *et al.*, « *Intermittent hypoxia selects for genotypes and phenotypes that increase survival, invasion, and therapy resistance* », *PLoS One*, vol. 10, 2015.

• CHEN A., MÖLLER A., *et al.*, « *Intermittent hypoxia induces a metastatic phenotype in breast cancer* », *Oncogene*, vol. 37, 2018, p. 4214-4225.

• DONNEM T., PEZZELLA F., *et al.*, « *Non-angiogenic tumours and their influence on cancer biology* », *Nature Reviews Cancer*, vol. 18, 2018, p. 323-336.

• PARK E. S., LEE J.-S., *et al.*, « *Cross-species hybridization of microarrays for studying tumor transcriptome of brain metastasis* », *Proceedings of the National Academy of Sciences*, vol. 108, 2011, p. 17456-17461.

• CHEN J., WEIHUA Z., *et al.*, « *Gain of glucose-independent growth upon metastasis of breast cancer cells to the brain* », *Cancer Research*, vol. 75, 2015, p. 554-565.

• CUNNINGHAM J. J., BROWN J. S., VINCENT T. L., et GATENBY R. A., « *Divergent and convergent evolution in metastases suggest treatment strategies based on specific metastatic sites* », *Evolution Medicine & Public Health*, vol. 2015, p. 76-87.

• WALTHER V., MALEY C. C., *et al.*, « *Can oncology recapitulate paleontology? Lessons from species extinctions* », *Nature Reviews Clinical Oncology*, vol. 12, 2015, p. 273-285.

• KOROLEV K. S., XAVIER J. B., et GORE J., « *Turning ecology and evolution against cancer* », *Nature Reviews Cancer*, vol. 14, 2014, p. 371-380.

• ALLEN R. C., ENGELSTÄDTER J., BONHOEFFER S., MCDONALD B. A., et HALL A. R., « *Reversing resistance: different routes and common themes across pathogens* », *Proceedings of the Royal Society B: Biological Sciences*, vol. 284, 2017.

• JANSEN G., GATENBY R. A., et AKTIPIS C. A., « *Opinion: control vs. eradication: applying infectious disease treatment strategies to cancer* », *Proceedings of the National Academy of Sciences*, vol. 112, 2015, p. 937-938.

• MELNYK A. H., WONG A., et KASSEN R., « *The fitness costs of antibiotic resistance mutations* », *Evolutionary Applications*, vol. 8, 2015, p. 273–283.

• FUENTES–HERNANDEZ A., BEARDMORE R., *et al.*, « *Using a sequential regimen to eliminate bacteria at sublethal antibiotic Dosages* », *PLoS Biology*, vol. 13, 2015.

• TORRES–BARCELÓ C., et HOCHBERG M. E., « *Evolutionary rationale for phages as complements of antibiotics* », *Trends in Microbiology*, vol. 24, 2016, p. 249–256.

• VASSE M., HOCHBERG M. E., *et al.*, « *Antibiotic stress selects against cooperation in the pathogenic bacterium* Pseudomonas aeruginosa », *Proceedings of the National Academy of Sciences*, vol. 114, 2017, p. 546–551.

• AKTIPIS C. A., BODDY A. M., GATENBY R. A., BROWN J. S., et MALEY C. C., « *Life history tradeoffs in cancer evolution* », *Nature Reviews Cancer*, vol. 13, 2013, p. 883–892.

• GATENBY R. A., BROWN J., et VINCENT T., « *Lessons from applied ecology: cancer control using an evolutionary double bind* », *Cancer Research*, vol. 69, 2009, p. 7499–7502.

• KOTLER B. P., BLAUSTEIN L., et BROWN J. S., « *Predator facilitation: the combined effect of snakes and owls on the foraging behavior of gerbils* », *Annales Zoologici Fennici*, vol. 29, 1992, p. 199–206.

• BASANTA D., GATENBY R. A., et ANDERSON A. R., « *Exploiting evolution to treat drug resistance: combination therapy and the double bind* », *Molecular Pharmaceutics*, vol. 9, 2012, p. 914–921.

• KAM Y., GATENBY R. A., *et al.*, « *Sweat but no gain: inhibiting proliferation of multidrug resistant cancer cells with 'Ersatzdroges'* », *International Journal of Cancer*, vol. 136, 2015, p. E188–E196.

致　谢

　　编写这样一部作品既不是我的主意,也不在我的计划内。雷卡森斯(Olivia Recasens)联系我,想知道我是否对写书感兴趣。我告诉她,我正在以"进化与癌症"为主题进行研究,并给她发了一条我的讲座链接。她很快回复了我并对我说:"我从来没有听谁这样谈论癌症,请您一定要把它分享出来!"本书的故事就此开始。我非常感谢雷卡森斯的鼓励,也特别感谢才华出众的皮雅(Sophie Pujas)帮助我对本书进行了整理。

　　无论在科学层面还是人力层面,我觉得自己要感谢的人太多,以至于无法在此一一列出。如果把谁遗漏了,那真是无法原谅。所以,我只能向一些集体表示感谢。在此,我要感谢法科研中心一直以来给予我的信任。我还要特别感谢法国发展研究所和法国国家科研署(ANR)对我日常研究的支持。我也要谢谢曾经与我在MIVEGEC共事的同仁及现今仍与我并肩作战的同事,尤其是我的核心团队,虽然我有时也会感到疲倦,但他们每天都令我精力充沛。同样,我也要感谢在本书编写过程中愿意阅读并给出评价的同事们。

　　最后要谢谢我的母亲。在写这本书的时候,我常常想起她。关于她的回忆一直萦绕在我的心头,使我更加坚定了研究的决心。

图书在版编目(CIP)数据

人人都有癌细胞:来自进化和生态学的启示/(法)弗雷德里克·托马著;王隽译.—上海:上海科技教育出版社,2023.8
(哲人石丛书.当代科普名著系列)
ISBN 978-7-5428-7967-7

Ⅰ.①人⋯ Ⅱ.①弗⋯ ②王⋯ Ⅲ.①癌-防治 Ⅳ.
①R73

中国国家版本馆CIP数据核字(2023)第107791号

责任编辑　陈　也
装帧设计　李梦雪

RENREN DOU YOU AIXIBAO

人人都有癌细胞——来自进化和生态学的启示
[法] 弗雷德里克·托马　著
王　隽　译

出版发行　上海科技教育出版社有限公司
　　　　　(上海市闵行区号景路159弄A座8楼　邮政编码201101)
网　　址　www.sste.com　www.ewen.co
经　　销　各地新华书店
印　　刷　上海商务联西印刷有限公司
开　　本　720×1000　1/16
印　　张　12.5
版　　次　2023年8月第1版
印　　次　2023年8月第1次印刷
书　　号　ISBN 978-7-5428-7967-7/N·1192
图　　字　09-2022-0876号
定　　价　52.00元